NOUVEL ESSAI

Sur les Eaux thermales et minérales de Bourbon-l'Archambault, département de l'Allier,

OU

HISTOIRE PHYSIQUE,

CHIMIQUE ET MÉDICALE,

DES EAUX

1.ª Thermales, gazeuses et composées de Bourbon.
2.º Ferrugineuses, salines et gazeuses, de la fontaine de Jonas.
3.º Acidules ferrugineuses de Saint-Pardoux.

PAR P. P. FAYE, Docteur en Médecine,

Médecin-Inspecteur des Eaux thermales et minérales de Bourbon-l'Archambault, Membre du Jury médical du département de l'Allier, ex-Chirurgien de première classe des armées et des hôpitaux militaires.

Prix, 3 francs 60 centimes.

A BOURBON-L'ARCHAMBAULT;

Et à PARIS,

Chez CROULLEBOIS, Libraire de la Société de Médecine, rue des Mathurins, n.º 398.

AN XII. — 1804.

DISCOURS PRÉLIMINAIRE.

Usus et impigræ simul experientia mentis
paulatim docuit pedetentim progredientes.

LUCRET.

Etat
de la science
des Eaux
minérales.

LES sciences physiques ont fait les progrès les plus rapides dans le siècle dernier, et tout en a éprouvé l'heureuse influence : les Eaux minérales seules en ont peu profité. Il semble qu'un reste de superstition les ait fait considérer comme un miracle de la nature, qu'on ne sauroit expliquer : elles méritent cependant le plus grand intérêt, et doivent solliciter l'examen le plus sévère. Tout ce qui tend à agrandir le domaine de la médecine, tout ce qui peut lui offrir de nouvelles ressources, commande l'attention : quel prix attachera-t-on à l'étude des Eaux minérales, dont les résultats sont si utiles ! Depuis longtemps l'habitude ou la mode y conduisent, et souvent elles opèrent des cures étonnantes; n'en retireroit-on pas un plus grand fruit, si tous les médecins n'y envoyoient qu'avec l'espoir fondé du succès ? Il faudroit pour cela de nouveaux travaux, qui, éloignant les richesses fictives dont on nous éblouit, nous montrassent les trésors que la nature nous

*

a donnés, et que notre orgueil semble dédaigner. Peut-être paroit-il singulier de me voir accuser ainsi l'art qui a su, dit-on, surpasser la nature; mais parcourons rapidement les différentes époques de la science des Eaux minérales, et voyons si c'est à tort que je prétends qu'on s'est égaré, après avoir trouvé la véritable route.

400 ans avant l'ère chrétienne. Les Grecs connoissoient des sources minérales; car Aristote enseignoit, quatre cents ans avant l'ère chrétienne, qu'il se mêle avec leurs eaux des vapeurs de différente nature, qui font leur vertu principale.

Hippocrate nous parle d'eaux chaudes empreintes de cuivre, d'argent, d'or, de bitume, de nitre, et les interdit dans la boisson ordinaire (*a*); mais rien n'annonce qu'il en connût l'usage médical.

Grecs. Galien les ordonnoit pour les maladies de la vessie (*b*). Strabon les croyoit lithontriptiques. Théopompe décrit une source qui guérissoit les blessures (*c*). Archigènes, au cinquième siècle, 5.e siècle de l'ère chrétienne. les prescrivoit chaque jour dans les ulcères de la vessie (*d*), depuis une livre jusqu'à douze ou quinze en boisson.

C'étoit, aux yeux des médecins grecs, un

(*a*) De Aere, locis et aquis.
(*b*) De Facult. simpl. lib. X.
(*c*) Plin. liv. 3, ch. 2.
(*d*) Aëtius, liv. II, ch. 30.

remède contre l'éléphantiasis, la colique, la paralysie, les affections nerveuses. Paul d'Egine les recommandoit dans la lèpre, et déja on parloit d'eaux soufrées, alumineuses, bitumineuses, ferrugineuses, etc. Vitruve (e), à qui l'étude de l'histoire naturelle étoit aussi familière que celle de l'architecture, dit que les eaux nitreuses purgent par les selles. Sénèque le philosophe s'explique davantage (f) : Il est, suivant lui, des eaux célèbres par leur saveur ou l'usage avantageux qu'on en fait ; les unes sont bonnes pour les yeux, les autres ont la vertu de guérir les maladies invétérées et même désespérées ; il en est qui conviennent aux ulcères ; la boisson de quelques-unes est utile aux poumons et aux viscères ; on en trouve qui arrêtent les hémorragies : leurs vertus sont aussi variées que leur saveur. Pline (g) s'exprime ainsi sur la source de Tongres : Ses eaux sont très-remarquables ; elles jettent beaucoup de petites bulles ; elles laissent, lorsqu'on les a bues, un goût de fer sur la langue ; elles purgent, chassent la fièvre tierce, dissipent la gravelle, se troublent d'abord sur le feu et y deviennent rouges ensuite. Horace (h) a vanté les bains de S.-Casciano dans ces vers :

Qui caput et stomachum supponere fontibus audent
Clusinis.

(e) Lib. VIII.
(f) Lib. III. de Natural. cap. 1.
(g) Lib. III, cap. 2.
(h) Epist. XV.

Diodore de Sicile prétend qu'on y connut des eaux minérales avant de savoir qu'il y en eût en Italie. Ainsi, dans les temps les plus reculés on les employoit avec succès; et la Providence, qui nous fit apprécier la bonté de ses productions, sut aussi nous indiquer le don qu'elle nous avoit fait de ce remède héroïque. Les Romains, qui en sentoient la valeur, et qui faisoient un usage habituel des sources d'Italie, en cherchèrent dans tous les pays où ils étendirent leur domination, et c'est à eux que nous devons la plupart de celles dont nous jouissons aujourd'hui. Ces maîtres de l'Univers perdirent, avec l'empire qu'ils avoient usurpé, les établissemens utiles qu'ils avoient formés; et les peuples qui secouèrent leur joug, ne surent qu'admirer les monumens de leur puissance, sans en profiter. Leur esprit, encore dans l'enfance, pouvoit-il autre chose? Aussi n'entend-on plus parler *9.ᵉ siècle.* d'eaux minérales que dans le neuvième siècle, *Arabes.* et le seul ouvrage où il en soit question est-il une compilation, le Canon d'Avicenne. Il les recommande dans les obstructions et les autres maladies internes. Vraisemblablement l'habitude perpétuoit leurs bienfaits; et la solidité des travaux exécutés pour les contenir, les conservoit, mais les médecins les oublioient; et ce n'est *16.ᵉ siècle.* que dans le seizième siècle, qu'elles réveillèrent leur attention. C. Gessner, Baccius, J. Bauhin et G. Fallope, écrivirent sur elles, et cherchèrent à ranimer la confiance publique, en rappelant les cures anciennes, et en citant celles qu'ils virent s'effectuer sous leurs yeux. Ces sources n'avoient été jusques-là qu'une espèce d'*arcane*, et l'on s'y rendoit comme on alloit dans les temples offrir un hommage de la crédulité humaine aux ruses du sacerdoce : alors commença la science des eaux minérales, et ses fondateurs inspirèrent le goût des découvertes qui devoient amener de si grands résultats.

Le dix-septième siècle nous le prouve en nous offrant de nombreux travaux dirigés vers le même but. Ce sont des expériences sur les couleurs qui indiquent différens réactifs, expériences publiées par Bayle en 1663, et suivies, en 1688, de l'esquisse d'un traité complet sur les eaux par le même auteur; c'est un examen général de ces sources, entrepris en 1667 par l'académie des sciences de Paris, et rédigé par Duclos. *17.e siècle.*

Les premières années du dix-huitième siècle virent paroître une nouvelle méthode d'analyse par l'évaporation et la filtration successives de Boulduc; une imitation des eaux de Seltz, par Venel; un essai sur les eaux de l'Allemagne, par Fréd. Hoffmann; un traité de celles de France, publié par Raulin, sous les auspices du gouvernement; une méthode nouvelle d'analyse de Saw, traduite de l'Anglois par Coste; et une multitude d'analyses particulières dont la liste fut *18.e siècle.*

donnée par Haller , et le recueil publié par Grossen , sous le titre de *Bibliotheca hidrographica*. Vallerius , Cartheuser et Monnet , imitèrent Grossen , et tant d'ouvrages exécutés en si peu de temps annoncent l'intérêt qu'inspiroient les sources médicinales ; mais ils en avoient peu avancé la science, il y avoit des obstacles que les progrès de la physique et de la chimie pouvoient seuls faire vaincre.

Le langage mystique s'oublia peu-à-peu ; et les faits , en remplaçant les hypothèses, devinrent l'origine et l'appui d'une nouvelle nomenclature. Tout le monde l'entendit : il ne fallut qu'étudier pour apprendre , et l'ensemble résulta de l'assemblage heureux de toutes les parties. Que d'autres redisent ce que l'on doit à Franklin, à Priestley , à Bergmann ; la gloire des Fourcroy, des Lavoisier , des Chaptal , des Berthollet, des Morveau , suffit à notre nation, et attestera aux siècles à venir la marche rapide qu'elle a donnée aux sciences exactes. On verra Condillac ramenant tout aux lois de l'analyse, servir de guide aux savans professeurs qui ont créé la chimie et rendu possible l'examen des eaux minérales. Les fruits ne s'en firent pas attendre , et bientôt eut lieu la découverte du sulfate de magnésie par Black ; celle du gaz acide carbonique par Priestley , qui y fut amené par les soupçons de Venel et par l'imitation de l'eau ferrugineuse à l'aide de la fermentation par Lane ; celle du gaz hydrogène sulfuré, par Bergmann et Monnet. Avant ce temps Lister avoit appris (en 1682) qu'on trouvoit dans les eaux minérales de la chaux; Hierne et Boulduc, du natrum ou de la soude; Leroi, en 1752, du muriate calcaire; et Margraff, en 1759, du muriate de magnésie.

L'analyse des eaux de Bagnères par Bayen; d'Enghien, par Fourcroy et Laporte; de Pyrmont etc. par Bergmann; de Saint-Vincent, par Gioanetti; de la Lorraine, par Nicolas; les recherches de Proust, les travaux nombreux de Parmentier et Deyeux, et ceux de Bunetti sur les eaux de la Toscane, firent à peu près connoître quelques-unes des sources les plus fréquentées. Si des médecins instruits eussent été chargés alors d'examiner celles de la France, on eût pu completter cette science sous le rapport médicinal; mais c'eût été travailler directement au bien public, et l'esprit humain a ses travers. L'orgueil et la cupidité l'égarèrent, et, sous le prétexte du mieux, s'emparèrent d'un bien qui les tentoit.

Déja dans le dix-septième siècle Jenning et Howart avoient obtenu de Charles II une patente pour faire des eaux ferrées artificielles. Dans le dix-huitième, l'estimable docteur Duchanoy (i) avoit indiqué les moyens d'imiter les

---

(i) Rien n'annonce plus d'érudition que cet ouvrage du docteur Duchanoy. Il croyoit possible l'imitation des eaux minérales; mais cette erreur étoit celle de son

eaux les plus usitées ; il étoit réservé au dix-neuvième d'en voir établir des manufactures, où quelques malades seroient attirés par de foibles succès, très prônés par ceux qui eussent dû les attribuer à leurs talens seulement. L'existence de cet établissement semble résoudre ces questions : Peut-on imiter les eaux minérales naturelles, les remplacer par des eaux artificielles, ou l'usage de celles-ci ne doit-il que suppléer aux autres, lorsqu'on ne peut les employer ? Permettons-nous cependant de les discuter.

Des eaux
minérales
artificielles.

1. Peut-on imiter les eaux minérales naturelles ?

Les plus grands chimistes répondent affirmativement, et l'autorité de Fourcroy, Chaptal, Bergmann, seroit décisive, si la manière dont ils s'expriment ne prouvoit le peu de fondemen de leur opinion.

Lorsque l'analyse d'une eau est bien faite, disent-ils (*k*), la synthèse en devient facile : la nature n'est inimitable que dans les seules opérations vitales ; nous pouvons l imiter ailleurs, et même faire mieux qu'elle, en variant la température et les proportions des principes constituans.

Ne croiroit-on pas, d'après cela, qu'on a

---

siècle ; et il proposoit seulement l'usage de ces moyens artificiels, lorsqu'on ne pouvoit avoir recours aux naturels : but sage dont on a abusé. Il n'est pas inutile, au reste, de faire remarquer son silence sur les moyens de falsifier les eaux de Bourbon-l'Archambault, malgré leur réputation méritée, et le cas qu'il dit en faire.

(*k*) Chaptal, Elémens de Chimie, vol. II.

découvert la pierre philosophale , et que tous les métaux vont se reproduire dans un alambic et sur un fourneau bien dirigés ? Mais , sans abuser des expressions , j'observe qu'il n'existe pas encore d'analyse parfaite d'une seule eau thermale ou minérale composée ; que les meilleures attestent les obstacles que présenteroit leur falsification , et qu'ainsi nulle n'est imitable (*l*), puisque l'art n'ayant offert que des analyses imparfaites , on ne peut bien opérer la synthèse. On compte peut-être sur de nouvelles découvertes pour obtenir des résultats plus exacts ; il faudroit alors les attendre , et je craindrois qu'on ne le fît longtemps. En effet, les connoissances actuelles semblent fournir ces moyens si desirés, et ne les offrent pas. On peut introduire dans les eaux les principes volatils qu'y découvre la chimie , les gaz hydrogène sulfuré, acide carbonique ; mais la preuve qu'on ne les met jamais dans l'état où les combine la nature, c'est que les phénomènes physiques qui les suivent ne

______

(*l*) J'admire avec tout le monde l'analyse des eaux de Plombières par Vauquelin, d'Enghien par Fourcroy, de la Chapelle-Godefroy par Cadet et Salverte, et celles que publient chaque jour les membres de quelques sociétés académiques ; mais j'en appelle à eux, et surtout au savant Vauquelin ; qu'ils disent s'ils croient possible l'imitation des eaux de Plombières, par exemple, de leur substance savonneuse et de leur calorique. Quant aux eaux acidules et ferrugineuses qui paroissent analysées le plus exactement, sont-elles plus imitables ?

sont pas les mêmes ; que l'on consulte les belles expériences faites par Chaussier (*m*), et l'on s'en convaincra.

Les principes fixes, tels que la chaux, la magnésie, les alcalis, l'alumine, la craie, le fer, peuvent y être suspendus ; mais tout démontre encore que ce n'est pas dans la disposition de la nature. Quant à la matière animale que prétend y avoir découverte Vauquelin, et que je crois un savonule végétal dissous et suspendu dans le liquide, sait-on bien la manière dont elle y est agrégée et combinée, elle dont l'année dernière on ne soupçonnoit pas la nature, qui est encore aujourd'hui un sujet de discussion ?

Que les sources de Bourbon-l'Archambault et leurs phénomènes physiques servent d'exemple. Des trois, une seule est thermale, et la chaleur y est telle qu'à 48 et 50° du thermomètre de Réaumur, elle ne brûle pas les organes de la digestion qu'elle traverse lorsqu'on la boit, qu'elle ne cuit pas les œufs, n'altère pas les plantes, ne bout pas plus vîte que de l'eau froide, et exhale une vapeur acide dans les temps orageux ; nous attribuons ceci à la présence du gaz hydrogène sulfuré, du fer, du gaz acide carbonique, d'un savonule végétal. Qu'on cherche à l'imiter, en y introduisant ces substances !

Cette eau thermale n'a pas de saveur sensible

____

(*m*) Journal de la Société de Médecine, vendémiaire an XII, page 19.

lorsqu'on la boit très-chaude ; l'eau froide de la fontaine de Jonas a une saveur martiale, et celle de S.-Pardoux une saveur astringente semblable à l'encre. La présence du fer et ses proportions semblent donner lieu à ces différences ; cependant ce métal s'y trouve en quantité inverse de ce qui devroit être aux yeux du chimiste : et de ces trois espèces d'eau, la dernière est celle qui en contient le moins; car à peine y en a-t-il un grain $\frac{1}{3}$ (0,72 milligrammes) par pinte (litre), tandis que la première en contient jusqu'à trois grains $\frac{1}{12}$ (0,165 milligr.), et la deuxième jusqu'à quatre $\frac{1}{4}$ (0,225 milligr.). Il y en a, d'après Mitouard, 17 à 18 grains (0,903 à 0,956 milligr.) dans celles de Valhs, qui se boivent avec succès ; qu'on essaye d'en dissoudre une quantité égale dans de l'eau, et, si l'on y parvient, on en verra les funestes effets.

Les eaux minérales restent toujours à-peu-près à la même température, et exhalent toutes, pendant les temps brumeux, une vapeur. Qu'on cherche ces deux phénomènes dans les eaux artificielles ; qu'on leur fasse produire des conferves et des dépôts analogues à ceux des sources naturelles; spécialement l'espèce de mucilage qu'on voit à la surface des eaux thermales de Bourbon-l'Archambault, qui fuit sous la main qui le cherche, et lui laisse la douce sensation du velouté !

Que seroit-ce, si j'examinois tous les autres phénomènes, et si je proposois d'introduire les gaz acide carbonique, hydrogène sulfuré, des sels terreux et alcalins, du fer, une substance savonneuse *sui generis*, et de la silice dans de l'eau distillée, pour imiter les eaux thermales gazeuses et composées, que l'on emploie avec tant de succès à Bourbon? etc.

Mais qu'est-il besoin de prolonger cette discussion? Les eaux (*n*) de Braca et Brachetta n'ont ni couleur, ni odeur, ni saveur sensibles; et cependant, bues le matin à une certaine dose, elles purgent copieusement, et servent de purgatif ordinaire aux gens du pays. N'est-ce pas assez prouver l'impossibilité d'imiter les eaux minérales naturelles?

II. *Peut-on les remplacer par des eaux artificielles?*

La première question décidée négativement, celle-ci semble inutile; car comment employer un moyen imaginaire? Mais supposons un moment sa réalité, et voyons si on usera de ces eaux avec autant d'avantage que de celles qu'offre la nature, et que l'on administre à une chaleur de 48 à 50°, tandis que les autres ne peuvent se soutenir à plus de 35 ou 36". (Th. de Réaumur.)

On ne trouve qu'aux sources naturelles cette nécessité de voyages qui fait changer d'air; ce régime, cette oisiveté, cet éloignement de toute affaire, cette docilité à suivre les conseils de la

______

(*n*) Voyage au Montamiata et dans le Siennois, par Georges Santi, traduit par Bodard, vol. I, p. 271.

médecine, ces moyens d'exercice qui contribuent essentiellement à la guérison. D'ailleurs,
experientiâ rerum magistra ! L'observation dépose en faveur de celles-ci; elle n'a encore rien
fait pour les autres; en faut-il davantage pour
fixer l'opinion des bons praticiens ?

III. *Mais doit-on, lorsqu'on ne peut employer
des eaux minérales naturelles, y suppléer par
des eaux minérales artificielles ?*

L'abus est ici si voisin du précepte, que celui-ci
demande à être développé. Je crois qu'il est peu
de cas où l'on soit forcé d'avoir recours aux eaux
pendant l'hyver, et qu'alors il vaut mieux aller
aux sources où elles peuvent s'administrer dans
cette saison, quoique avec moins de succès, que
de se servir des eaux artificielles : cependant, s'il
est indispensable de prendre des bains et des
douches, et que le déplacement soit impossible,
on fera bien de profiter des efforts faits pour
imiter la nature; mais au lieu d'administrer les
eaux factices de Barèges, de Bourbon-l'Archambault, de Plombières, etc., qu'on compose et
qu'on emploie des eaux hydrosulfureuses, ferrugineuses, salines, alcalines, acidules, et qu'on
publie les résultats de leur usage avec leur composition. Alors des faits succéderont à des hypothèses, et, au lieu d'un objet de spéculation, on
aura un nouveau trésor à ajouter à la matière
médicale.

Suum cuique judicium, et omnes pro suo

quisque arbitratu , aliter atque aliter eâdem de re sentiunt (o). Pour moi, je crois qu'il faut absolument, lorsqu'on veut jouir des bienfaits des eaux minérales, les aller prendre à leurs sources. Ramenons donc cette science à son vrai but, la guérison ; et, afin d'en multiplier les moyens, que chaque médecin fasse connoitre les eaux qu'il dirige, et que l'on forme un recueil analytique de leurs travaux. En attendant l'exécution de ce vaste projet, je vais acquitter ma dette, et remplir une petite partie de ce grand travail.

Pline a dit dans sa préface : *Vetustis novitatem, obscuris lucem, dubiis fidem, novis autoritatem dare.* Sans prétendre remplir une telle tâche, je me la propose, et des juges instruits excuseront l'imperfection en faveur du motif. Mes fonctions me fixant à Bourbon-l'Archambault, c'est sur ces eaux que je vais donner un nouvel essai.

(p) Jean Ban de Moulins, dans le seizième siècle, publia un ouvrage sur les eaux célèbres de la France, où il parla de celles-ci.

J. Pidoux donna, en 1584, un avertissement sur leurs bains chauds ; et J. Aubery, en 1604, un traité incorrect.

La Faculté de Médecine de Paris fit soutenir sur ces eaux les thèses suivantes :

(o) Ballonius.

(p) Des Vertus des Eaux naturelles de France, renommées, par Jean Ban de Moulins.

An Epilepsiæ per consensum , aquæ Borbo-
nienses Archimbaldicæ ; Forestier , Parisiis ,
1643.

An thermæ Borbonienses Anselmienses mi-
norem noxam inferant epotæ quam Archim-
baldicæ et Vichienses. F. le Rat ,*Parisiis ,* 1673.

An in asthmate aquæ Borbonienses Archim-
baldicæ; F. Foucault , *Parisiis ,* 1684.

Pascal (*q*), on le sait, en a publié un traité
en 1699; Burlet, en 1707, un examen ; et Chomel (*r*), une notice , en 1735, dans son Traité des
Eaux de Vichy. L'académicien Boulduc (*s*) les a
analysées, et son travail est connu : elles l'ont été
par Venel, et par mon père (*t*), qui a donné sur
elles, en 1778, un essai , auquel il a fait ; en
1788, un supplément. Enfin, M. de Brieude (*v*)
a publié , à la même époque, d'excellentes observations.

Malgré tous ces secours apparens , mille obs-

(*q*) Pascal , des Eaux de Bourbon - l'Archambault, vol,
in-12.

(*r*) Chomel, Traité des Eaux de Vichy , de Bourbon-
l'Archambault, et du Mont-d'Or.

(*s*) Boulduc, Mémoires de l'académie des sciences, année 1729, 12 novembre.

(*t*) Faye, Essai sur les Eaux minérales et médicinales
de Bourbon - l'Archambault, un vol. in-12; supplément à
cet Essai ; réponse aux doutes, etc.

(*v*) Brieude , Observations sur les Eaux thermales de
Bourbon-l'Archambault, de Vichy et du Mont-d'Or, petit
vol. in-8.º

tacles s'opposent à l'exécution de mon projet. Le mécanisme s'explique difficilement avec clarté et précision ; la chimie, on vient de le voir, a été rarement encore appliquée avec succès à l'analyse des eaux minérales, et chaque médecin a une opinion différente sur leur action. Pour atteindre mon but, je mettrai dans mon travail l'ordre et la méthode qu'il exige.

Des sources de Bourbon-l'Archambault, et de leur distinction. Les eaux de Bourbon - l'Archambault se distinguent en thermales ou chaudes, et minérales ou froides ; celles-ci sont ou ferrugineuses, salines et gazeuses, et appelées eaux de la fontaine de Jonas, ou acidules ferrugineuses et nommées eaux de Saint-Pardoux ; celles-là sont thermales, gazeuses et composées, et m'occuperont davantage, parce qu'elles inspirent un intérêt plus grand, parce que leur usage est plus fréquent, plus varié, *Plan de ce nouvel Essai.* et que ce sont elles qu'on connoît presque uniquement en Europe sous le nom d'eaux de Bourbon-l'Archambault. Je les examinerai les unes et les autres, comme je me le suis déja proposé (x), dans leur triple état physique, chimique et médical ; le premier est l'ouvrage de la nature et de mes travaux pour la seconder ; le second prouvera mes efforts ; et le dernier offrira le recueil des observations qui constatent leur efficacité, et indiquera les moyens employés pour l'assurer.

Puissé-je ainsi inspirer en ces sources la confiance qu'elles méritent !

(x) Lettre de P. P. Faye, etc., au Médecin, etc.

NOUVEL ESSAI

SUR LES EAUX THERMALES ET MINÉRALES

DE BOURBON-L'ARCHAMBAULT.

INTRODUCTION.

> *Nec deerat materiæ pompa , si quidquam*
> *aliud intueri liberet, quàm fidem operis.*
>
> PLIN. Natur. lib. XXIX, c. 1.

Topographie médicale de la ville de Bourbon-l'Archambault.

BOURBON-L'ARCHAMBAULT (1) ou Bourbon-les-Bains, appelé encore, pendant les momens orageux de la révolution, Burges-les-Bains, est un chef-lieu de canton. Cette petite ville est distante de 28 myriamètres 889 millimètres (65 lieues) sud de Paris ; de 13 myriam. 777 millim. (32 lieues) de Lyon ; de

---

(1) On confond souvent Bourbon-l'Archambault avec Bourbonne-les-Bains et Bourbon-Lancy ; mais il est facile d'éviter cette erreur, ces deux dernières villes étant, l'une dans le département de la Haute-Marne, l'autre dans celui de Saône-et-Loire.

4 myriam. 444 millim. (10 lieues) sud de Nevers ; de 6 myriam. 665 millim. (15 lieues) sud-est de Bourges ; de 10 myriam. 222 millim. (23 lieues) nord de Riom ; et de 3 myriam. (6 à 7 lieues) ouest de Moulins, séjour du préfet du département de l'Allier, et auparavant de l'intendant du Bourbonnois. Sa longitude est de 20° 43′ 29″, et sa latitude de 46° 35′ 22″. Elle est située dans un vallon dont l'argile, le silex et un peu de terre calcaire forment le sol, près de plusieurs mines de fer et de charbon de terre, et est environnée de quatre collines sur lesquelles sont des faubourgs dont il faut remarquer deux édifices, la Sainte-Chapelle et le Château.

L'antiquité de celui-ci remonte à 703 : il fut pris en 762 par Pepin-le-Bref ; fut le berceau de la maison de Bourbon, dont un des chefs, Archambault I.er, fils de Guy, premier sire de Bourbon, fixa le nom et celui de la ville. Ce château tomboit de vétusté dans le quatorzième siècle ; Louis I.er, duc de Bourbon, le fit reconstruire, et ses successeurs achevèrent ses travaux. Le temps, qui détruit tout, ne les a pas épargnés, et il ne nous reste aujourd'hui que d'immenses ruines ; mais elles nous retracent de grands souvenirs.

La Sainte-Chapelle date du quatorzième siècle ; elle fixoit la curiosité par sa structure hardie et par ses vitraux peints ; elle n'offre plus actuellement que l'image du vandalisme destructeur.

Près des maisons, croissent sur les collines des végétaux, qui offrent peu de ressources au botaniste, mais qui purifient l'air.

Ressources qu'offre la ville. Des prairies voisines, une petite rivière (2) formée par l'écoulement de l'eau d'un grand étang, qui baigne le pied du château, et par l'égoût des eaux

------

(2) La Beurge.

thermales, une belle route, des maisons spacieuses et bien distribuées dans la ville et dans les faubourgs, beaucoup de jardins, une promenade en terrasse, plantée sous les yeux et par les soins d'une femme célèbre (3), des sources d'eau douce excellentes, tels sont les moyens de salubrité de cette ville, qui, en augmentant chaque jour sa population, actuellement de deux mille huit cents habitans, établissent une différence sensible entre elle et les campagnes voisines. Celles-ci sont infectées par un vice scrophuleux qui me paroît endémique, par des fièvres intermittentes et rémittentes gastriques, par des coliques bilieuses et par cet état catharral, trop longtemps pris avant le professeur Desgenettes (4) pour le scorbut, qui souvent ici en est cependant la terminaison, et qui, peut-être, le seroit de même partout, si l'art, ranimant la nature, ne rappeloit à temps l'action vitale.

Ce tableau contraste avec celui que nous présente la ville : une population saine, un grand nombre d'enfans d'un physique agréable, et beaucoup de vieillards (5) en distinguent les habitans, qui,

---

(3) Mad°. de Montespan.

(4) Les Grecs élevèrent des statues à Hippocrate, pour avoir préféré leur salut à celui des Perses, et dédaigné les présens de ces barbares pendant la peste d'Athènes ; quel monument attestera le génie et l'héroïsme du D. Desgenettes, qui, se dévouant à l'armée françoise, osa, dans la Syrie, s'inoculer le virus pestilentiel pour calmer l'imagination des soldats prêts à expirer, et s'assurer ainsi un des moyens curatifs les plus puissans dans les fièvres adéno-nerveuses !

(5) Le tableau civil des dix années précédentes, depuis le premier vendémiaire an 1.er jusqu'au premier vendémiaire an 11, offre,

Naissances	1112.
Décès	933.
Donc excédent, Naissances	179.
Mariages	265.

exempts de toute maladie épidémique, détruisent les conjectures qu'avoient fait naître dans l'esprit du docteur Brieude, des apparences trompeuses.

Cette différence entre des êtres qui vivent à quelques myriamètres (lieues) de distance les uns des autres, cesse de surprendre, lorsqu'on en cherche la cause. Dans les campagnes, des étangs multipliés à dessein, beaucoup de petites vallées bordées de bois et de sources impures, une mauvaise nourriture, un genre de vie fatigant, l'habitation de maisons qui n'ont qu'un rez-de-chaussée humide, et le défaut d'usage des boissons spiritueuses, altèrent et minent insensiblement la santé des cultivateurs. Dans la ville, au contraire, l'air pur, le régime, les localités, tout favorise la santé.

Magnâ ex parte hominum formas et mores (et morbos) regionis naturam sequi reperias, a dit Hippocrate, et cet axiôme est applicable à tous les pays. Dans celui-ci, la nature est douée de beaucoup de moyens ordinaires, mais jamais ne fait de grands efforts. L'art la suit au lieu de la maîtriser ; et tandis que le montagnard s'enrichit de ses sueurs, notre colon végète dans une indolence aussi nuisible qu'habituelle.

Atmosphère.   L'atmosphère de Bourbon-l'Archambault est à une température agréable pendant presque toute l'année, et la vapeur qui s'élève des bassins et des réservoirs y contribue beaucoup. Le thermomètre de Reaumur marque de 15 à 22° en prairial, messidor, thermidor, fructidor et vendémiaire (mai, juin, juillet, août, septembre), et le mercure y descend quelquefois, dans le cours des autres mois, jusqu'à 10 et 12° au-dessous de o ; mais sa graduation la plus fréquente est de 8 à 10° au-dessus. Il y a néanmoins des jours très-chauds, et pendant messidor et thermidor (juillet, août) de l'an 11 (1803), je l'ai vu s'élever à l'ombre jusqu'à 28° : de même l'hiver il y a des jours très-froids ; mais la température glaciale qui règne alors, résultant des vents nord et nord-ouest qui traversent la vallée et passent par la ville, est peu durable.

Ainsi, c'est à tort qu'on a prétendu que recevant à la fois la vapeur chaude des réservoirs des eaux thermales, et la vapeur froide qui sort du bassin de la Beurge au nord-ouest, sur la route de Moulins, l'atmosphère de cette ville devoit être chaude et humide ; l'observation prouve le contraire.

L'homme le plus riche peut donc venir ici comme le plus pauvre. Pour l'un, l'hôpital est ouvert ; l'autre est sûr d'y trouver toujours un logement commode près de l'établissement thermal ou dans les faubourgs ; qu'il veuille occuper une maison entière ou seulement un appartement. Meubles, linge, remèdes, ressources pour la vie domestique, il trouvera tout ce qui peut ajouter aux avantages de la position de Bourbon-l'Archambault au centre de la France (6),

---

(6) Il y a trente-neuf postes de Paris à Bourbon-l'Archambault, en passant par Moulins et Souvigny, où l'on quitte la route de Limoges pour en prendre une très-belle qui y conduit directement.

Dans les temps secs et beaux, on passe par la route de traverse qui commence à Magny, et l'on gagne quatre postes.

Le pain qui se pétrit avec les eaux thermales, le mouton, le bœuf et le gibier de ce pays, ont de la réputation ; le veau, la volaille, le poisson d'eau douce, les légumes et les fruits, y sont bons et abondans. Le vin du pays est un peu froid ; mais on s'en procure aisément de Bourgogne ; aussi vit-on bien et à peu de frais.

Pendant les années qui ont précédé la révolution, on a vu ici en même-temps jusqu'à deux cents personnes logées dans la ville, et cent vingt à l'hôpital ; ce qui, répété

de sa température agréable, de sa salubrité, et concourir à la santé qu'il attend de l'usage de ses eaux thermales et minérales.

---

trois ou quatre fois dans les six mois, portoit à douze ou quinze cents le nombre de ceux venus aux eaux pendant l'année. Aujourd'hui les circonstances l'ont diminué; mais, fût-il plus grand, on n'en seroit pas moins bien,

ARTICLE PREMIER.

Eaux thermales , gazeuses et composées , de Bourbon-l'Archambault.

PREMIÈRE PARTIE.

ÉTAT PHYSIQUE.

CES eaux naissent, paroissent, se distribuent et se présentent sous différens aspects; j'ai donc à examiner leur origine, leur volume, leur distribution et leurs propriétés, pour faire connoître leur état physique.

Sources thermales.

CHAPITRE PREMIER.

Origine.

Elles appartiennent sûrement à une seule source, et toutes celles qui sourdent dans les environs, n'en sont que des ramifications, dont le trajet est différent, qui ont quelques degrés de chaleur de plus ou de moins, mais dont l'analogie de la nature indique parfaitement l'origine.

Que n'est-il aussi aisé d'indiquer celle de la source ! Le docteur Thouvenel l'a cherchée, et, malgré les secours que lui offroient son génie et ses observations précédentes, il n'a fait que confirmer les

Origine inconnue.

doutes. On lui avoit désigné la route du Montet-aux-Moines, petite ville à 1 myriam. 778 millim. (4 lieues) sud-est, comme celle de ses eaux : il l'a suivie, et a prétendu s'être assuré de leur trajet jusqu'à ce lieu, où elles lui avoient échappé. Mais qui ne sait le peu de confiance que doit inspirer cette prétendue baguette, dont tout le mérite étoit dans la tête de celui qui la dirigeoit (7)?

Aussi a-t-on sur ce point la même incertitude. Pour la détruire, il faudroit faire des fouilles à différentes distances ; et la crainte de perdre le bien en cherchant le mieux, a heureusement retenu la curiosité. Supposons, en effet, qu'on les eût rencontrées en différens endroits, qu'on les y eût analysées, ainsi que les terres voisines, et qu'on eût remonté jusqu'à leur origine; eût-on mieux expliqué mille phénomènes qui nous embarrassent? eût-on surpris le secret de la nature? Tout porte à croire le contraire, et il nous suffit de savoir que ces eaux venant du sud - est, descendent du faubourg de la paroisse, suivent une petite rue latérale, et viennent surgir en bouillonnant dans la place dite des Capucins, au midi de la ville.

CHAPITRE II.

Volume.

Il est difficile d'apprécier exactement avec quelle vitesse et quelle force elles s'élèvent; car il faudroit, pour cela, les découvrir à leur sortie de la terre, et

---

(7) Je n'entends parler que du docteur Thouvenel. Peu de médecins ont contribué autant que lui, malgré les écarts de son imagination, aux progrès des sciences physiques et chimiques.

l'on trouveroit de grands obstacles ; il l'est également d'estimer leur volume ; cependant mon père (F. Faye) m'a assuré y être parvenu en présence du célèbre Venel et avec sa jauge. Suivant lui, le jet est d'un décimètre (3 pouces 3 quarts) (8), et pénètre une colonne d'eau de 2 mètres 924 millim. (9 pieds) de hauteur, sur 3 mètres 248 millim. (10 pieds) de diamètre. Ce jet est sans cesse le même, à quelque petite différence près ; et l'on ne se rappelle qu'une occasion, celle du tremblement de terre de Lisbonne, où elles s'accrurent pendant douze heures, au point de passer par-dessus la plate-forme et les puits ; mais elles diminuèrent insensiblement, et reprirent leur volume ordinaire. Celui-ci en fait une des sources les plus abondantes ; car on lui voit fournir en une heure 27 kilolitres (100 muids, c'est-à-dire 3533 pieds, ou 37,000 pouces cubes). Si, par une simple multiplication, on calcule la quantité fournie en vingt-quatre heures, on trouve 648 kilolitres (2400 muids) ou 27,912 mètres (83,792 pieds cubes, ou enfin 335,166 pouces cubes). Cette abondance, comparée à la rareté de quelques sources, telles que celles de Barèges, qui, toutes réunies, ne fournissent que 1812 mètres 15 décimètres (4621 pieds cubes $\frac{24}{77}$) dans le même espace de temps (9), prouve le parti que permet de tirer de ces eaux thermales leur volume, et l'on peut en conclure que, quelque soit l'usage et même l'abus qu'on en fasse, elles suffiront toujours, à moins que la destruction des massifs qui les captent, ne rende inexécutables de nouveaux travaux pour les contenir.

Quantité d'eau thermale fournie en une heure et en 24.

----

(8) Outre ce jet principal, il en est beaucoup d'autres qu'on ne peut apprécier.

(9) Mémoire sur les eaux minérales et les établissemens thermaux des Pyrénées, par Lomet.

rien n'est donc plus important que leur première prise et leur distribution.

CHAPITRE III.

Distribution.

Travaux
des
Romains.

La solidité des travaux exécutés pour retenir ces eaux à leur sortie sur la place des Capucins, au midi de la ville, et l'oubli total de ceux à qui on les doit, engagent à les attribuer aux Romains. Mille faits rendent croyable cette conjecture, et les plus positifs sont les résultats des fouilles faites dans les maisons voisines, lors de leur réédification; on trouva des bains en marbre, des conduits en pierre et en plomb, et des médailles, sur lesquelles était gravée l'effigie de quelques empereurs. Depuis, on n'a pas cherché d'autre fondateur du massif voûté qui reçoit et contient ces eaux.

Travaux
exécutés
en 1641.

En 1640, Gaston d'Orléans, frère de Louis XIII, ayant, par leur usage, rétabli sa santé, crut devoir marquer sa reconnaissance, en faisant disposer plus avantageusement cette piscine salutaire; et, d'après ses ordres, de nouvelles dispositions furent exécutées l'année suivante.

Le docteur Fagon voulut qu'on commençât par arrêter l'écoulement de la source, et on y établit trois pompes; mais, malgré leur jeu continuel, et le secours des baigneurs qui, de leur côté, puisoient l'eau, on ne parvint qu'à diminuer sa hauteur dans le réservoir d'un mètre 4 décimètres (4 pieds), et il en resta encore au moins autant; ce qui n'empêcha pas d'y descendre et de nettoyer le fond; mais on ne put rien faire de plus. Il falloit cependant consolider le massif, et on y parvint en l'enveloppant de pierres de taille;

de manière qu'au lieu de trois citernes grillées, on eut en apparence trois puits (F) (10) sur une plateforme (R). On attachoit avec raison beaucoup d'importance à cette première opération ; car la solidité de ce massif assuroit le succès des autres et prévenoit toute espèce de danger.

Ces eaux, bien captées à leur source, on pouvoit aisément en puiser et en faire boire aux malades ; mais il falloit d'autres travaux pour les employer en bains et en douches.

On construisit deux bassins, dont l'un avoit la forme d'un quarré allongé (D) ; l'autre celle d'un triangle irrégulier (E). Trois ouvertures ou déchargeoirs (X 1.ᵉʳ) établirent une communication entre le massif et le premier bassin, dont le trop plein (VV) se vida dans le second, qui communiqua lui-même avec les voûtes de la ville (L) ; l'un et l'autre furent destinés aux bains, soit en s'y plongeant, soit en portant l'eau dans des baignoires.

Afin d'administrer la douche, on bâtit à 3 mètres 9 décimètres (deux toises) une maison, dont le rez-de-chaussée fut divisé par trois voûtes et autant de murs en trois caveaux, servant, l'un aux Capucins de la ville, et les deux autres aux étrangers. On y amena l'eau des puits (DD) et des bassins (Q. Q.) par des conduits en pierre ; et des marches, placées convenablement, et précédées d'une petite plate-forme, permirent aux malades de se coucher ou de s'asseoir pour recevoir la douche. Deux hommes ou deux femmes la donnoient ; l'un, en puisant l'eau dans le caveau, et en la versant dans une petite cuve, de la capacité de 20 à 30 litres (pintes), suspendue à un

____

(10) Voyez, à la fin de l'Ouvrage, les lettres indiquées sur le Plan.

mètre (3 pieds) au-dessus du malade, et percée dans son fond d'un trou, recevant une hanche en bois du diamètre de 4 à 8 lignes (1 à 2 centimètres), pour laisser sortir le liquide ; l'autre en dirigeant la chûte. On varioit la température, en mêlant à l'eau du caveau celle qu'on alloit prendre dans un petit puits (H) construit sur la plate-forme, qui le séparoit des grands.

Ces dispositions assuroient le service.

Etablissement de l'hôpital des eaux en 1650. En 1650, l'établissement d'un hôpital pour les pauvres, nécessita un nouveau conduit d'eau à cet édifice, et on le commença (EE) près de l'escalier de la plate-forme des puits, au sud-est de ce réservoir, pour le continuer en pierre jusqu'à sa destination (K).

Les choses en restèrent là pendant un siècle ; on obtint alors de nouveaux fonds pour réparer l'établissement thermal ; l'hôpital fut rebâti, et tout fut mis dans l'état où je l'ai trouvé.

Etat de l'établissement jusqu'à l'an XI (1803.) Au milieu d'une plate-forme (R) élevée de 7 décimètres (18 pouces 4 ou 5 lignes), au-dessus du pavé de la rue, se voyoient trois cercles de pierre (FFF) entièrement découverts, qui sembloient indiquer trois puits, et n'en avoient que la forme : c'étoient des séparations superficielles, soutenues par trois arcades communiquantes ensemble, et portées sur un massif en pierres de taille, qui servoit de réservoir à la source *Réservoir de la source : Grand puits (FFF)* qu'entretenoit son jet continuel. Ce réservoir avoit 3 ou 4 mètres (10 ou 12 pieds) de profondeur sur 7 mètres 6 décimètres (22 pieds) de longueur, et 4 mètres (13 pieds) de largeur. Il en partoit cinq conduits, qui se rendoient, l'un de l'ouest (DD) dans un petit puits, dans les trois anciens caveaux des douches et dans deux nouveaux destinés aux bains, et qu'on avoit faits en partageant les deux latéraux ; l'autre de l'est (EE) à l'hôpital, où il passoit de la piscine des hommes (K) à celle des femmes, et l'on avoit fait un regard (J) à son origine, afin de suspendre ou de favoriser le cours de l'eau, à l'aide d'un robinet. Les trois derniers conduits (X 1.ᵉʳ) alloient du nord dans le grand bassin, et n'étoient que l'égoût du trop plein du réservoir.

A l'ouest, un petit puits (H) destiné aux besoins des habitans de la ville et à ceux de l'établissement, se remplissoit par un conduit de la source, qui se fermoit et s'ouvroit à volonté, à l'aide d'un regard (J), et son trop plein se déchargeoit dans le grand bassin (D).

Celui-ci, borné au sud par la plate-forme des réservoirs (R), au nord par une autre servant d'entrepôt aux cuves des bains (S), à l'ouest par une troisième qui le séparoit des douches (C), et à l'est par le mur mitoyen du petit bassin, avoit 10 mètres 9 décimètres (31 pieds 10 pouces) de longueur, sur 5 mètres 18 décimètres (17 pieds 11 pouces de largeur), et 1 mètre 3 décimètres (4 pieds) de profondeur (11). Il recevoit l'eau de la source directement par ses déchargeoirs (X 1.ᵉʳ), et indirectement par celui du petit puits (&); il se vidoit entièrement lorsqu'on le vouloit, et son trop plein (VV) se rendoit dans le petit bassin (E), appelé encore bassin des pauvres, parce que ceux d'entre eux qui ne pouvoient être admis à l'hôpital, s'y baignoient.

Le petit bassin avoit 7 mètres 9 centimètres (21 pieds) de longueur, sur 5 mètres 12 décimètres (17 pieds) de largeur, et 1 mètre 3 décimètres (3 pieds 10 pouces) de

---

(11) La profondeur de ce bassin étoit de 6 centimètres (2 pouces) moindre que je ne l'exprime, et celle du petit bassin, de 3 décimètres (environ 10 pouces); mais il a fallu les relever pour amener l'eau de celui-ci au grand et dans les cabinets des douches, ce qui les a mis dans l'état actuel.

profondeur; et se vidoit par un conduit de fond (*t*) et par un trop plein (UU) dans les voûtes de la ville (L.)

5 caveaux de douches et 2 piscines. Le grand bassin en avoit un semblable à son extrémité nord-est, et communiquoit par deux conduits (QQ) se subdivisant, l'un en deux, et l'autre en trois, avec les cinq caveaux, qui servoient, ceux exposés à l'est, aux douches, les deux latéraux, de piscines; et qui tous formoient le rez-de-chaussée d'une maison destinée par le Gouvernement au logement du médecin de ces eaux.

Telle étoit leur distribution, et elle offroit l'avantage de pouvoir les administrer séparément au riche, dans l'établissement thermal; au pauvre, dans l'hôpital; de varier la température du bain et de la douche, et de modérer l'activité de celle-ci avec sa force et sa chaleur; mais que d'inconvéniens!

Les bains se prenoient toujours loin de la source, se tempéroient par des mélanges peu exacts; pouvoient-ils avoir une grande efficacité? Il n'existoit qu'une espèce de douche, la descendante; et comment s'administroit elle? Il falloit que vingt ou trente personnes, attaquées de maladies différentes, la reçussent avec la même eau. Sa chûte ne pouvoit être variée que de quelques pieds, et sa plus grande hauteur étoit de 1 mètre 75 centim. (4 ou 5 pieds); sa température n'étoit pas constante, parce qu'on versoit à chaque instant dans le réservoir de l'eau ou tempérée où très-chaude; on ne la dirigeoit que difficilement, et elle exigeoit beaucoup de bras; enfin, les différens conduits, qui toujours contenoient de l'eau thermale, en recevoient des dépôts considérables qui les obstruoient, et souvent suspendoient le service.

Je sentis tous ces vices de localité et d'administration; je crus voir les moyens d'y remédier; je les proposai; le gouvernement, éclairé par des hommes dignes de sa confiance (12), les approuva, et ils furent exécutés par un ingénieur instruit (13). Pour faire apprécier ces changemens, je vais les exposer.

Améliorer les douches descendantes, en construire d'ascendantes et de fumigatoires, rendre plus commode et plus utile l'administration des bains, assurer la régularité et la promptitude du service, voici le but et voilà les moyens employés pour l'atteindre. *Projet de distribution que j'ai proposé en l'an 9, et qui a eté exécuté en l'an 11 (1805).*

Les eaux thermales déposant toutes, et celles de Bourbon formant des dépôts très-volumineux, il a fallu d'abord détruire ces obstacles à la libre circulation dans les conduits existans, les prévenir dans les nouveaux, et éloigner leur retour dans les uns et les autres. On a donc commencé par les lever, les nettoyer et les élargir; opération facile ici, où ils sont isolés des murs; mais très difficile et dispendieuse, lorsqu'ils y sont noyés. *Travaux préliminaires*

Il n'y avoit pas assez de caveaux pour faire tout ce que je desirois; on en a augmenté le nombre en divisant en deux chacun de ceux qui s'ouvroient à l'est, et il y en a eu six (II , III , IV , V , VI , VII) dans cette exposition, tout-à-fait séparés des autres, et ne communiquant avec ceux du nord et du midi (I , VIII) que par de petites fenêtres qui, en se fermant et *Amélioration des douches descendantes.*

---

(12) Son excellence le ministre des Relations extérieures, M. de Talleyrand de Périgord , qui est venu rétablir sa santé à Bourbon-l'Archambault.

M. Bureaux de Pusy, alors préfet de ce département, et que nous y regretterions encore, sans les efforts de son successeur (M. De la Coste) pour l'imiter.

Et ce savant ministre (Chaptal) qui protége tous les arts indistinctement.

(13) L'ingénieur Coinchon.

s'ouvrant, raréfioient l'air, et le renouveloient comme des ventilateurs. Tous ont eu une grandeur suffisante, ont reçu de l'eau thermale des bassins et de la source, et ont permis, par leur construction, d'y donner la douche descendante hors de l'eau, ou dans l'eau; mais cela a nécessité des moyens nouveaux de l'administrer et de la tempérer, ainsi que le bain.

Le voisinage d'une fontaine d'eau douce (A), située sur la même place, à 13 mètres (7 toises 3 pieds 10 pouces 6 lignes) de l'établissement, a permis d'en amener par un tuyau en plomb (14), qui a commencé dans la portion du bassin destinée à recevoir les jets d'eau (33), et s'est continuée jusqu'à un réservoir en pierre (X) placé dans un cabinet au rez-de-chaussée de la maison. On a fait communiquer celui ci avec les huit caveaux, et l'eau froide s'y est ainsi rendue par des tuyaux en plomb (KK), en ouvrant seulement des robinets. Elle se trouvoit trop près des eaux chaudes pour ne servir qu'à tempérer les bains par son mélange, ou à en prendre de froids : j'en ai tiré un plus grand parti.

Un puits (rr) construit dans le quatrième caveau, à l'est, a reçu, par différens conduits en pierre et en plomb, et toujours suivant le besoin, à l'aide de robinets, cette eau froide et l'eau thermale de la source et des bassins (15).

Moyens de tempérer la chaleur des eaux thermales.

Eau froide amenée de la fontaine des Capucins à l'établissement thermal

Etablissement de la pompe, de son puits, de ses réservoirs et de ses tuyaux de distribution pour les douches.

---

(14) Ces tuyaux doivent être préférés à ceux de pierre, parce qu'ils ne permettent l'entrée d'aucun corps étranger, et que le cours du liquide n'y est suspendu ni par l'introduction des végétaux, ni par celle des terres voisines.

(15) On n'avoit pas amené d'eau du petit bassin; j'ai senti son utilité pour varier plus aisément la chaleur, laisser couler et se renouveler sans cesse l'eau dans les caveaux; et ce nouveau conduit s'exécute.

Deux réservoirs en pierre (ZZ), bien cimentés intérieurement, et exhaussés d'un mètre (3 pieds) sur le carrelage, ont été placés dans le cabinet du premier étage, correspondant à ce puits. On les a fait communiquer ensemble par le fond et le milieu, afin de rendre commun tout ou partie de leur contenu, ou de les isoler à l'aide de robinets, et on les avoit choisis de diamètres différens; savoir, l'un de la capacité de 465 litres 639 millilitres (500 pintes), et l'autre de 372 lit. 527 millil. (400 pintes), pour avoir plus de moyens de variation. Une pompe (Y), à-la-fois aspirante, refoulante, et à deux pistons, a été établie devant ces réservoirs. Son tuyau descendant s'est rendu dans le puits inférieur, où son extrémité a été fixée à 4 centimètres (18 lignes) du fond; un balancier, terminé par une forte lentille, et mis en rapport avec les pistons par un X, ces diverses parties de la pompe en ont rendu l'action continue, et le jeu simple et facile. On a pu, avec des forces ordinaires, comme les bras d'un homme, faire monter de l'eau froide ou chaude, douce ou thermale, mélangée ou non, et elle a été reçue dans une vaste cuvette en plomb, qui l'a versée par deux tuyaux de ce métal dans l'un ou l'autre des réservoirs, ou dans tous deux en même temps. (16).

---

(16) Cette pompe est construite en cuivre et en plomb dans toutes les parties qui touchent l'eau, parce que celles de Bourbon-l'Archambault n'altèrent pas ces métaux; cet inconvénient présumable a donc été évité. On objectera la volatilisation des gaz acide carbonique et hydrogène sulfuré par l'agitation du liquide; mais comme il n'est ni atténué, ni divisé, ni exposé à l'air, cette objection n'est pas fondée; car il y aurait plutôt raréfaction que dégagement. Pour s'en convaincre, il ne faut que se rappeler le

Les eaux ainsi amenées et élevées à 6 ou 7 mètres (de 18 à 22 pieds) au-dessus de la plate-forme des caveaux et du niveau de leurs bassins, il a fallu, pour donner la douche descendante, s'occuper d'en diriger et d'en ménager la chûte.

On a soudé aux réservoirs quatre tuyaux en plomb (4.4.4.4.), qu'on a subdivisés par des ramifications en huit, et que l'on a fait descendre sous le carrelage. En les conduisant ainsi, on les a fait communiquer avec d'autres, qui ont traversé les voûtes, et se sont rendus dans une boite sur laquelle on les a repliés, et où l'on a cloué des tuyaux en cuir. Ceux - ci ont eu la forme d'un entonnoir dans leur extrémité évasée, tandis que l'autre a reçu et maintenu solidement des robinets en cuivre, du diamètre d'un à 2 centimètres (de 6 à 10 lig.) terminés par des vis, auxquelles ont pu s'adapter des ajutages de même métal, et percés d'un à douze trous, de 2 à 3 millil. chacun (d'une à 2 lig.); robinets qui, 'ouvrant et se fermant à volonté, étoient encore élevés d'un à 2 mètres (de 3 à 6 pieds) au-dessus du malade placé pour recevoir cette espèce de douche.

Mécanisme et avantage des douches descendantes. Ce mécanisme a assuré le succès de son administration. On a pu la donner froide ou chaude, minérale, douce ou mélangée, à la température nécessaire de 0 à 48° (thermom. de Réaumur), avec une charge variée d'une livre à 7 ou 800 , une gerbe de 2 millil. à 3 centimètres (d'une à 10 ou 12 lignes), seule ou divisée, tombant de 4 à 7 mètres (de 13 à 22 pieds), sans être retardée dans sa chûte, ou l'étant ; avec une force comparée et relative ; le malade se baignant ou sorti de l'eau ; et, pour opérer tout cela, au lieu de

procédé mis en usage dans les salines de la Lorraine, où l'eau portée en l'air retombe en se divisant sur des fagots placés exprès.

trois personnes par malade, il n'en a fallu qu'une
dans chacun des caveaux, dont le nombre plus que
doublé a été porté à sept ; ce qui n'a pas empêché un
seul homme d'y conduire l'eau, en faisant jouer le
balancier de la pompe.

Ces moyens d'administration mis à ce degré de perfection, on a cherché à la donner aux autres parties du
service, et on a commencé par la douche ascendante.

Un tuyau en plomb de 6 centimètres (2 ou 3 *Douche ascendante (5.5.)*
pouces) de diamètre, a été soudé à un de ceux qui
régnoient au-dessus de la voûte. On la lui a fait traverser à l'angle du sixième caveau, et on l'a ainsi dirigé de haut en bas, pendant l'espace de 5 mètres (16
pieds); un second tuyau semblable a été soudé à celui
qui porte l'eau douce dans tout le rez-de-chaussée, et
est descendu pendant 1 mètre (3 ou 4 pieds); chacun
d'eux a été traversé dans son trajet par un robinet,
et s'est recourbé pour se rendre dans un tuyau commun, qui a remonté 4 à 5 centimètres environ (18
lignes), et s'est terminé par une vis où ont pu s'adapter des ajutages fixes et mobiles, droits ou courbes,
et percés d'un à 5, 6, et même 12 trous de 2 millim.
chacun (une ligne); en tirant les ajutages mobiles à
l'aide d'une verge en fer, on a eu la faculté de les diriger, et les fixes n'ont eu besoin d'aucun autre moyen
d'action. Tous ont correspondu au niveau ou un peu
au-dessous de l'ouverture d'un siége, construit de
manière à ce que le malade, assis commodément,
s'y administrât lui-même cette espèce de douche, et y
trouvât en même temps un bain local et des lieux à
l'angloise. On voit que sa construction est aussi
simple qu'avantageuse.

Il en est de même de la douche fumigatoire ou du *Douche fumigatoire, bains de vapeurs ou étuves.(6.6.)*
bain de vapeurs, des étuves (6.6.).

Une boîte assez grande pour renfermer un fauteuil

en canne, supporté par une planche mobile sur des crans faits aux quatre angles, ayant une porte pour laisser entrer, et un dessus mobile et percé pour laisser passer la tête du malade, assis convenablement (17), tel a été le siége, ou, pour mieux dire, l'enveloppe de celui qui devoit faire usage de ce remède.

On a placé cette boîte sur un petit réservoir de sa grandeur, c'est-à-dire d'un mètre quarré (3 pieds à-peu-près); où l'on a amené les eaux thermales et froides par des conduits particuliers, et, à l'aide de robinets, on a pu les faire couler ou les retenir ; un conduit de fond leur a donné issue, pendant que leur vapeur, dégagée, s'est élevée et a couvert celui qui étoit assis dans le fauteuil. Une petite ouverture a permis d'y introduire la main seule ou armée d'un thermomètre, pour tâter le pouls du malade et juger la température.

Un bain où se sont rendues les eaux, thermales et froides, et que l'on a pu employer avant d'entrer dans l'étuve ou à sa sortie, a été construit dans le même caveau (IV).

On a eu alors un bain russe et turc, ou du moins les moyens de les remplacer, et une douche fumigatoire exempte de danger.

Tous les avantages que peut offrir un établissement thermal pour l'administration des eaux en boisson, en bains et en douches de toute espece, se sont donc trouvés réunis (18).

---

(17) L'expérience m'avoit appris le danger d'exposer la tête à cette vapeur, et elle s'accorde avec l'analyse chimique des gaz : on peut d'ailleurs, dans tous les caveaux, en étre enveloppé entièrement, lorsque cela est nécessaire.

(18) Je ne parle pas d'un petit puits (9.9.) que j'ai fait construire à l'extrémité du grand bassin, pour remplacer celui

L'établissement me paroissoit complet, et l'analyse des boues, déposées en abondance par ces eaux, m'a prouvé que je n'avois rien fait pour une source infaillible de nouvelles cures.

La pratique avoit consacré l'usage d'appliquer ces boues en cataplasmes, et, depuis quelque temps, on y avoit absolument renoncé. Leur examen m'a prouvé qu'elles devoient être un des toniques et des résolutifs les plus puissans, employées chaudes, et un répercussif sûr, employées froides. Il falloit donc créer un lieu d'administration : je l'ai trouvé, et j'espère qu'on en jouira bientôt. (7.7.) Près du petit bassin, est un espace de 10 mètres quarrés (30 pieds environ), qui peut être creusé, maintenu par une voûte, et distribué de manière à offrir deux salles; l'on construira dans chacune d'elles deux petites piscines; l'une remplie de boue, l'autre recevant à volonté les eaux douces, thermales et ferrugineuses salines de la fontaine de Jonas, qui toutes passent à côté. Les hommes et les femmes auront ainsi des salles séparées où ils pourront, en sortant des boues, entrer dans un bain froid ou chaud, thermal ou minéral, et l'on viendra désormais aux boues de Bourbon-l'Archambault, comme on va à celles de SaintAmand.

Etablissement de deux piscines pour prendre les boues thermales.

Afin de ne rien laisser à desirer, il faudroit faire du premier étage de la maison thermale huit ou dix cabinets, dans lesquels on placeroit des baignoires qui recevroient l'eau froide et thermale par la pompe, à laquelle on donneroit un ou deux réservoirs supplémentaires, que l'on placeroit près de ceux qui exis-

Bains domestiques à établir.

---

qui est sur la plate-forme des douches (C), et laisser aux habitans les moyens de puiser l'eau thermale nécessaire à leurs besoins domestiques, sans troubler le service médical.

tent et qu'elle alimente ; quelques petits lits de repos ajouteroient à l'agrément de ces bains domestiques.

Ces derniers travaux seroient si peu dispendieux, que sans doute leur exécution n'est pas éloignée. C'est du moins mon espoir : et il a pour fondement le sentiment du bien public , seul guide de ceux dont j'attends tout (19) , et le desir de porter au dernier point de perfection l'établissement qui m'est confié.

De l'hôpital des eaux.

L'hôpital fixera aussi les vues bienfaisantes du gouvernement. Etabli en 1650 , et desservi par des filles de la Charité , il ne tarda pas à faire sentir son utilité , qui s'accrut encore par la générosité de quelques familles riches. En 1754 , on commença à le rebâtir, et ses travaux , terminés en 1760 , le mirent dans son état actuel.

C'est un grand bâtiment élevé au milieu de la ville, formant un quarré irrégulier , dont un des angles regarde le bassin des pauvres , et offrant au rez-de-chaussée deux vastes piscines ; l'une au midi pour les hommes , l'autre au couchant pour les femmes ; piscines qui reçoivent l'eau thermale du réservoir de la source , en ouvrant un robinet , et qui servent à prendre le bain et la douche. Près d'elles sont deux chambres pleines de lits , destinés aux malades qui vont transpirer. Le reste de cet étage est consacré aux besoins domestiques , et au-dessus , l'on en trouve deux autres , qui offrent des salles bien distribuées, percées de manière à avoir un courant d'air continuel , et assez vastes pour loger jusqu'à cent-cinquante personnes.

---

(19) J'ai déja nommé ces bienfaiteurs de l'établissement.

Avant que les biens de cet hôpital devinssent la proie de ses administrateurs (20), il y avait quatre-vingt-cinq places gratuites, que l'on donnoit à cinquante-cinq hommes et trente femmes pendant soixante et douze jours, qui se partageoient en quatre saisons de dix-huit chacune, le printemps et l'automne.

Les malheureux admis dans cette maison, recevoient les mêmes secours que les militaires, pour qui l'état payoit; et l'emploi sage et économe que faisoient d'un foible revenu les sœurs qui l'administroient, le rendoit suffisant aux besoins. Maintenant, il est à-peu-près dissipé, et le patrimoine du pauvre a été dévoré par le riche usurpateur. On n'offre donc à la plupart des indigens que les ressources indépendantes de leur existence, et ils sont forcés de se nourrir à leurs frais, jusqu'à ce que le temps ait permis de réparer tant de pertes (21). On y parviendroit plus vîte, si le gouvernement, par une bonne distribution des biens du petit hôpital de Gayette, dans le même département, et sans lui ôter le nécessaire, accordoit son superflu à Bourbon-l'Archambault, à Vichy et à Néris. On fonderoit de nouvelles places en faveur des malheureux et des militaires de la 21.ᵉ division, qui y seroient reçus et traités sans frais, et on en épargueroit d'énormes qu'on fait chaque année pour les en-

---

(20) Je n'entends parler ici que de ceux qui, pendant le règne de la terreur, usurpoient tout.

(21) Les intentions philantropiques du préfet de ce département (M. La Coste), et l'empressement que met à les réaliser le ministre de l'Intérieur, me font espérer qu'on aura bientôt 30 ou 40 places gratuites, et qu'autant d'indigens trouveront dans cet hôpital tous les secours qu'exigera leur état.

voyer à Barèges, à Aix-la-Chapelle et à Bourbonne-les-Bains. Si jamais réforme fut indiquée, c'est celle-ci, puisque, sans nuire à l'établissement existant, elle en releveroit trois autres.

Je m'occuperois alors des moyens d'y perfectionner l'administration des eaux, et de la rapprocher de celle que je viens de mettre en usage pour les étrangers riches. En attendant, j'y ferai les changemens les plus nécessaires, et on profitera des ressources actuelles, qui permettent d'offrir cent vingt lits (22).

Les eaux thermales de Bourbon-l'Archambault, après s'être distribuées comme je viens de l'indiquer, se rendent dans des voûtes ou aqueducs qui, en régnant sous les rues voisines, en font autant de bains de vapeurs, et elles les suivent jusqu'au faubourg de la Beurge, petite rivière qu'elles forment, en s'unissant et se confondant avec l'eau du trop plein de l'étang. Celle-ci (la Beurge) coule au nord-ouest, près de la route qui conduit à Moulins, et y réunit ses eaux de manière à former un grand bassin qui, en se vidant, fait aller un moulin et fertilise une prairie voisine, qui est d'un rapport double des autres, sans jamais recevoir d'engrais : après un myriamètre (3 lieues) d'un cours irrégulier, l'Allier reçoit ses eaux près le port Barrau.

---

(22) Sans doute le conseil de santé des hôpitaux militaires sentira l'avantage d'envoyer chaque année à Bourbon-l'Archambault les soldats des divisions voisines, qu'il fait conduire à Barèges et à Bourbonne-les-Bains ; ces établissemens trop éloignés devenant d'ailleurs insuffisans : les malades et l'Etat y gagneront.

CHAPITRE IV.

Propriétés physiques.

Les propriétés physiques des eaux thermales de Bourbon l'Archambault, sont, leur pétillement ou leur détonnation, leur couleur, leur odeur, leur saveur, leur chaleur, leur pesanteur spécifique et leurs dépôts (23).

Celui qui se promène autour des réservoirs entend un bruit continuel, et voit, en s'approchant, les eaux pétiller de manière à lui faire croire qu'elles sont dans un véritable état d'ébullition, si, éclairé par la physique, il ne reconnoît un dégagement de gaz. Ce dégagement donne naissance à une vapeur qui, imperceptible dans les temps chauds et secs, devient apparente dès qu'il y a de l'humidité dans l'atmosphère, et forme, à l'approche des orages ou pendant leur durée, un brouillard quelquefois assez épais pour empêcher de se distinguer d'un côté des bassins à l'autre.

Ce phénomène s'explique aisément aujourd'hui, qu'on connoît le calorique et ses propriétés, l'action de l'air et sa pesanteur spécifique. On sent qu'ils sont ici les seuls agens; que plus l'air atmosphérique comprime ces eaux, moins le calorique se dilate, moins il y a de dégagement de gaz, et par consé-

1. Pétillement ou détonnation.

---

(23) Où placer l'histoire des dépôts de ces eaux ? Elle se divise naturellement en deux sections, l'une physique et l'autre chimique : c'est pour suivre cet ordre que je mets ici la première au nombre des propriétés physiques.

quent de vapeurs ; que moins, au contraire, ces eaux sont comprimées par l'air atmosphérique, devenu plus léger dans les temps orageux, par exemple, plus le calorique se dilate, plus il y a de dégagement de gaz et de vapeurs apparentes. Opoix ne me paroît donc pas avoir bien développé cette question dans sa minéralogie de Provins (24). Il attribue tout à l'air, qui n'est que la cause première, et il oublie le calorique, qui, quoiqu'au second rang, n'en agit pas moins puissamment. Il prétend que la pression de celui-là empêche les vapeurs de s'élever ; ignore-t-il qu'elles ne se forment même pas ?

Dans le siècle dernier, et avant que la physique et la chimie eussent dessillé nos yeux, le professeur C. Leroy avoit avancé que plus l'atmosphère étoit humide, moins elle étoit propre à se saturer d'une nouvelle eau ; que celle qui s'élevoit devoit être plus apparente, et se condenser au point d'obscurcir l'air, de devenir impénétrable. Ce fait, alors hypothétique, cesse de l'être actuellement, que l'expérience l'a confirmé ; tant il est vrai que le génie des grands hommes sait percer les ténèbres et deviner la nature !

2.
Couleur.

La couleur de ces eaux, un peu verdâtre dans le réservoir de la source (les grands puits), le devient davantage dans les bassins, où elles coulent sans cesse, et où sans cesse elles sont exposées à l'air ; elle se conserve dans leur trajet pour arriver aux caveaux ; devient blanchâtre à leur surface, lorsqu'elles y ont séjourné ; est transparente dans le vase où on la verse au premier moment, et blanchit superficiellement après quelques heures ; diffé-

---

(24) Minéralogie de Provins et des environs, par C. Opoix, 2 vol. in-12. An XI — 1803.

rences qui dépendent de leurs dépôts et de la croissance de plusieurs espèces de conferves, qui jouent ici un rôle important.

Celles-ci se voient dans le réservoir des grands puits, dans les deux bassins et dans les voûtes ou égoûts, c'est-à-dire partout où coulent ces eaux, s'étalent à leur surface, après y avoir été noyées, et restent implantées sur les murs où elles ont pris naissance, jusqu'à ce qu'on les en arrache, que le cours des eaux les entraîne ou qu'elles s'y décomposent (25). Comme leur couleur verdâtre diminue et disparoît à mesure qu'elles s'éloignent des bassins des eaux ou qu'elles s'y altèrent, et qu'elles ne les empêche pas d'y paroître claires et limpides, chaque fois qu'on les a puisées, j'attribue ce changement à la réflexion de la couleur de cette substance par la lumière. Jusqu'ici on les avoit prises (ces conferves) pour un lichen, et, comme eux, il est vrai, elles sont toujours vertes; mais elles ne se forment que dans certaines eaux thermales; elles ont la texture poreuse des conferves; j'y ai distingué au microscope, et quelquefois sans ce secours, de petits vers; elles sont aussi gélatineuses et onctueuses au toucher, que fades au goût; elles offrent des cellules multipliées qui leur donnent, en apparence, un très-grand volume, tandis qu'exposées à l'air ou comprimées entre les doigts, elles deviennent minces comme une feuille de papier, et dégagent du gaz oxigène; ce sont donc des conferves.

Le docteur Santi a cru en remarquer deux espèces

Conferves.

---

(25) Cela arrive très-souvent; car, malgré la multiplicité de cette matière dans les réservoirs, dans les bassins et dans les voûtes ou égoûts de la ville, on n'en retrouve plus dès qu'elles se mêlent aux eaux froides.

dans les eaux de Saint-Philippe, et les a distinguées en gélatineuse et incrustée. S'il les eût eu plus souvent sous les yeux, il en eût peut-être remarqué un plus grand nombre. Pour moi, j'ai retrouvé dans les eaux de Bourbon-l'Archambault les différentes espèces appelées par Linnée (26) *bullosa*, *reticulata*, *gelatinosa*, *rupestris*, et celle nommée par Villars (27) *fœtida* ; celle ci est la plus commune, et, après elle, la gélatineuse et la bulleuse. Quant à la substance colorante, qu'il a dit (28) se former et se dissiper presqu'en même temps, pendant que la conferve se desséchoit, j'ai observé que cela n'avoit lieu que dans quelques espèces ; et que dans la conferve fétide, il falloit auparavant que l'eau eût enlevé entièrement les terres qui y étoient adhérentes ; qu'alors seulement elle se fondoit en une belle matière qui tenoit du bleu et du vert. J'en ai fait bouillir pendant plusieurs heures dans de l'eau ordinaire ; il ne s'est fait d'autre changement que l'apparence d'un mucilage à la surface du liquide, qui ne s'est seulement pas coloré. Comment donc fixer cette belle matière, qu'on emploieroit avec tant d'avantage ? C'est à la chimie à en chercher les moyens, que le hasard,

---

(26) *Methodi Linnæanæ delineatio*, *autore Gilibert*.

(27) Histoire des Plantes du Dauphiné.

Conferva fœtida, *filamentis crassis, vermiformibus, fluitantibus et gelatinosis*. Ce sont des filets tendres, cendrés par la couche de limon séléniteux qu'ils ramassent, ou verdâtres, adhérens sur les pierres qu'ils recouvrent au fond des eaux où ils tremblent comme des polypes, et flottent au gré des eaux, etc.

Cette conferve fétide est sans doute l'incrustée du docteur Santi.

(28) Le docteur Santi.

source de tant de découvertes, n'a pas encore indiqués.

Quoiqu'il arrive, je croirai toujours que la couleur
verdâtre qu'ont ces eaux dans les réservoirs et dans
les bassins, est due à la réflexion de celle des conferves
par la lumière ; que leur aspect noir dans les égoûts
tient à leur dissolution putride ; et que la pellicule
blanchâtre qu'offre leur surface, lorsqu'elles ont séjourné, est due à un phénomène qui a constamment
lieu alors, et dont j'expliquerai la cause : ces conferves ayant ici une action importante.

Leur odeur est celle du gaz hydrogène sulfuré.
Elle est assez légère près des réservoirs dans les temps
ordinaires ; mais elle augmente avec leur vapeur, et
devient par fois si forte dans les cabinets des douches,
qu'on y seroit asphixié, si je n'avois ménagé des ventilateurs qui, en renouvelant l'air, permettent aux
poumons, dont l'action étoit suspendue par la crainte
d'aspirer du gaz acide carbonique, de la reprendre,
pour recevoir du gaz oxigène. Cette odeur est si volatile, et dépend tellement de la présence des gaz,
qu'elle diminue à mesure qu'ils se dégagent, et disparoît tout-à-fait lorsque l'eau a séjourné quelque
temps dans les mêmes vases.

5.
Odeur.

Leur saveur varie avec leur température.

4.
Saveur.

Chaudes, leur impression est d'abord nulle, et
ne devient sensible qu'après qu'on les a bues ; c'est
alors celle d'un sel acidule voisin des hydro-sulfures
alcalins. Refroidies, elles perdent leur saveur lixivielle piquante, et en prennent une alcaline analogue
à celle d'un œuf couvis. Rechauffées, elles sont nauséabondes.

Le gaz acide carbonique y est donc extrêmement volatil, et sa présence influe beaucoup plus sur la saveur
des eaux minérales que sur celle des eaux thermales.

Cette différence d'action, qui dépend aussi peut-être de l'état d'isolement ou de combinaison du gaz, mérite attention. Pourquoi une eau minérale légèrement chargée de gaz acide carbonique a-t elle un goût acidule très-sensible ; et une eau thermale où ce gaz est au moins aussi abondant, n'a-t-elle pas cette saveur ? Le dégagement de ce gaz par le calorique, son mélange avec des principes qui le neutralisent, je ne connois pas d'autre cause de cette singularité.

6.
Chaleur.

L'administration de ces eaux fait connoître l'influence de la chaleur sur leur action, et l'examen de cette propriété et de ses phénomènes l'explique. Pour l'apprécier, il faut y laisser le thermomètre pendant 8 ou 10 minutes ; on voit alors qu'elle varie entre 48 et 50° (thermomètre de Réaumur) dans le réservoir de la source (les trois grands puits F. F. F.), 45 et 47° dans le petit de la plate-forme (H), 43 et 45° dans celui que j'ai fait construire cette année pour les usages domestiques des habitans (9.9.), 38 et 42° dans le grand bassin (D), 30 et 39° dans le bassin des pauvres (E), enfin de 0 à 48° dans les cabinets servant aux bains et aux douches (1. 11. etc.); le lieu d'où on tire ces eaux, le circuit qu'on leur fait faire, le temps qu'on les laisse évaporer, et le mélange qu'on en fait avec de l'eau douce ou thermale refroidie, y apportant les modifications qu'on y trouve ; et leur température propre et réelle étant celle de la source 48 ou 50° (degrés.).

Il n'en est pas ainsi de cette variation naturelle de quelques degrés que l'on peut croire, mais à tort, imaginaire ; j'ai cru longtemps me tromper en l'observant, et j'attribuois aux vices de mon thermomètre cette irrégularité dont les auteurs ne font pas mention ; mais tous ces instrumens à l'esprit-de-vin et au mercure que j'ai essayés, s'élevoient de même pendant les temps humides , et s'abaissoient dans les temps secs : cependant les malades qui recevoient la douche descendante , éprouvoient une sensation douloureuse qui augmentoit en raison inverse de la chaleur. L'observation me confirmant chaque jour ce fait, j'ai cherché à l'expliquer, et cela n'a pas été difficile. Les caves et les lieux souterrains se rechauffent l'hiver et dans les temps pluvieux ; les eaux de Bourbon-l'Archambault, qui parcourent un long trajet souterrain, doivent en faire autant ; le calorique comprimé et refoulé par la densité de l'air atmosphérique, ne se dégageant que là où il est plus léger , de même l'état de relâchement ou d'irritation de la peau et celui des principes volatils fixes et dégagés , doivent agir sur l'organe cutané , et lui faire éprouver les vicissitudes de l'atmosphère. Ainsi la chaleur de ces eaux varie de quelques degrés avec elle , et ce seroit un excellent hygromètre, (s'il n'étoit aussi borné) parce que ses variations sont légères et se reproduisent toujours de la même manière.

A une seule époque, celle du tremblement de terre de Lisbonne, un procès-verbal atteste qu'elle augmenta beaucoup , sans en indiquer le degré.

Elle se maintient très-longtemps et d'autant plus qu'on expose moins ces eaux à l'air atmosphérique , et que sa température est plus élevée.

J'ai vu le thermomètre marquant 18° à l'ombre , deux pintes (1 lit. 863 millil.) de ces eaux versées dans un plat très-large , se refroidir complétement en 65 minutes. Il a fallu trois heures à une bouteille débouchée de même mesure , et quatre et demie à une bouchée. Dans un verre de six onces (3 hectogramm.) de capacité , le refroidissement n'a été complet qu'après quarante minutes ; il s'est fait en quatre heures dans un vase contenant seize pintes (14 litres 90r millilitres), et en trente-six dans des baignoires de bois qui en avaient reçu deux cents pintes (186 litres 264 millitres), tous ces vases étant également exposés à l'air.

Pendant l'été, j'ai souvent fait porter des bains chez des malades la veille du jour où ils devoient les prendre, et leur température, alors de 46 à 47°, étoit encore de 21, 22 et même 24°, quinze heures après.

La manière d'être de cette chaleur relativement à notre corps et aux autres agens de la nature, est un sujet d'étonnement bien plus grand.

Si on plonge la main dans les réservoirs sans l'agiter, la sensation est peu douloureuse ; mais fait-on le plus léger mouvement, elle devient insupportable : aussi le médecin qui ignoreroit cette particularité, se tromperoit-il chaque fois qu'il voudroit juger la température d'un bain.

On boit ces eaux à 48 et 50°, et la bouche n'en reçoit aucune impression désagréable ; le voile du palais et la langue n'en souffrent pas, tandis que l'eau ordinaire, rechauffée à 10° de moins, les brûleroit, et causeroit des accidens graves. Ceux qui connoissent les eaux minérales artificielles, savent qu'on ne les supporte pas à plus de 35 ou 36° en douches, et nous administrons celles-ci jusqu'à 48. La corolle et les feuilles des plantes les plus délicates ne sont pas altérées, lorsqu'on les y plonge ; la rose en sort aussi fraîche et l'oseille aussi verte qu'elles y entrent. On y a mis des œufs, en réglant leur chaleur d'après celle de l'incubation (28 à 34°) ; et, en la maintenant, on a fait éclore, au terme ordinaire, des poulets ; cependant les œufs les plus frais n'y cuisent pas ; leur ébullition devant le feu est plus lente que celle de l'eau froide, et exige à-peu-près le même temps au bain-marie, chaude ou refroidie.

Pour concevoir et expliquer ces phénomènes, cher-
chons d'abord la cause de la chaleur de ces eaux.

Opoix, dans sa minéralogie de Provins, et auparavant dans son analyse des eaux de cette ville, a fixé
les yeux des naturalistes sur les terres environnant les
sources. Depuis lui, chaque chimiste éclairé a fait
précéder toute analyse d'eau minérale, de celle du
sol voisin. Le docteur Santi est celui qui y a attaché
le plus d'importance, et son opinion est si conforme
à la mienne, que je desirerois découvrir les bancs
traversés par les eaux de Bourbon, pour les soumettre
à des expériences décisives ; mais j'en ai prouvé l'impossibilité actuelle, et l'on me permettra d'énoncer des
probabilités, en attendant les faits, qui peut-être un
jour les confirmeront.

Cause de cette chaleur

J'attribue, en grande partie, leur chaleur aux
pyrites sulfuro-martiales qu'elles traversent, et dont
la décomposition lui donne naissance. Si elle s'accroît
avec l'agitation du liquide, c'est parce que, introduisant d'une part du gaz oxigène de l'air atmosphérique, et dégageant de l'autre du gaz hydrogène sulfuré, on donne lieu à une espèce de combustion, qui
est accompagnée d'un dégagement de calorique. Il
est donc clair que si l'impression causée par la chaleur de ces eaux, diffère de celle de l'eau réchauffée,
c'est parce que le calorique y est en partie neutralisé
par le gaz hydrogène sulfuré, et sans doute aussi
par une substance savonneuse, dont je parlerai. De
même, si elles se mettent plutôt en ébullition au bain-
marie que devant le feu, et s'il leur faut le même
temps, qu'elles soient refroidies ou sortant des réservoirs, c'est parce que, dans le premier cas, le calorique les pénétrant insensiblement, se combine à
celui qui se dégage du gaz hydrogène sulfuré, et, en
augmentant la quantité, les échauffe, tandis que,

dans le second, le dégagement du calorique se fait si rapidement, qu'il se dissipe.

Je ne puis expliquer autrement ces contrastes ; mais, quoique tout semble confirmer ma théorie, je ne la présente que comme une hypothèse digne d'attention, et je me contente d'affirmer l'exactitude des phénomènes qui y ont donné lieu (29).

6.
Pesanteur spécifique.

La pesanteur spécifique de ces eaux, loin d'être plus forte que celle de l'eau distillée, comme l'ont avancé ceux qui assurent lui avoir trouvé cinq gros de plus, seroit plutôt, au contraire, moins considérable ; mais chaque pinte, mesure de Paris, pesant une livre quinze onces vingt-trois ou vingt-quatre grains, je puis dire que cette pesanteur est à peu près la même. Autrefois, cela eût paru peu conciliable avec la grande quantité de substances minérales qu'elles contiennent. Aujourd'hui, l'analyse chimique l'explique ; et il est naturel qu'une eau extrêmement gazeuse, comme celle-ci, ne pèse pas davantage que l'eau distillée, la quantité de gaz contenue balançant le poids des substances en dissolution.

7.
Dépôts.

Ces eaux déposent de manière à prouver à l'homme le moins instruit leur minéralisation.

1. Pellicule onctueuse surnageant.

On voit se former à leur surface, lorsqu'elle n'est pas agitée, une pellicule blanchâtre et onctueuse, une espèce de mucilage qui surnage et disparoît sous la main qui le cherche, en lui laissant la douce sensation du velouté ; sensation qu'on éprouve toujours

---

(29) Socquet, et d'après lui mon collègue Martinet, attribuent la chaleur des eaux thermales au fluide électrique ; mais sa présence n'en explique pas les divers phénomènes, et cette question est au nombre de celles que l'état actuel des connoissances physiques et chimiques ne permet pas encore de décider.

ici dans le bain, et qui en rend l'usage si agréable, en flattant les peaux douces et délicates.

J'ai cherché à m'en procurer; et, pour cela, j'ai laissé séjourner et refroidir lentement l'eau thermale, dont j'ai fait remplir les cabinets de bains. Je l'ai tamisée, et j'en ai recueilli peu en beaucoup de temps, parce que l'agitation la plus légère fait tout évanouir.

On aperçoit sur les murs des réservoirs et dans les conduits, des incrustations si volumineuses, qu'on en a retiré du poids de douze à quinze livres, et si dures, qu'on ne peut les détacher qu'à grands coups de marteaux. Leur partie supérieure a l'apparence d'un gypse; l'inférieure, celle d'une croûte pierreuse grisâtre et brillante de fer, et toutes deux se forment ensemble dans les lieux où séjournent le plus les eaux. *2. Incrustations terreuses et ferrugineuses*

Il est un troisième dépôt, qui est un vrai précipité, et dont il faut distinguer deux espèces; l'une, qui se trouve au fond des réservoirs de la source (les puits), est un gravier d'un jaune ocracé; l'autre, qui se forme dans les bassins et dans les voûtes de la ville, servant d'égoût aux eaux, est une boue noire, onctueuse, ayant une odeur très-sensible de gaz hydrogène sulfuré ou de sulfure alcalin et ferrugineux, et ressemblant beaucoup aux boues de Saint-Amand. *3. Espèce de gravier et boue noire.*

Lorsqu'elles séjournent quelque temps, ainsi que l'eau qui les environne, il s'en sépare une partie qui s'attache aux pierres, et forme un enduit lamelleux, noir et très-brillant au soleil, où il ressemble à une mine de fer.

Quant aux conferves qui y trouvent la vie et la mort ou la décomposition par la distillation et la fermentation putride, suivant le degré de chaleur, si on ne peut les appeler un de leurs dépôts, c'est du *Conferves.*

moins une de leurs productions essentielles, comme on va le voir, et elles méritent d'être rappelées ici.

J'ai fait connoître Bourbon-l'Archambault, son site, sa température, ses ressources, l'origine, le volume, la distribution et les propriétés de ses eaux thermales; c'est, je crois, l'exposition complète de leur état physique; et je puis maintenant m'occuper de la seconde partie, l'état chimique.

SECONDE PARTIE.

ÉTAT CHIMIQUE.

INTRODUCTION.

Plurima namque inveniuntur hodie, quæ apud majores nostros non fuere inventa.

GALEN. *Meth. med. XIV. 17. chart. t. 1, p. 540.*

L'ANALYSE des eaux minérales qui, jusqu'à présent, n'étoit qu'un objet de curiosité, peut s'entreprendre aujourd'hui avec quelque espoir de succès. Bergmann regardoit ce travail comme un des problêmes les plus difficiles de la chimie ; et ce langage, dans la bouche d'un des plus célèbres chimistes du siècle dernier, annonce à celui qui s'y livre, de tels obstacles, que son utilité seule peut l'engager à l'entreprendre. Mais si la solution de ce problème, fût elle incomplète, intéresse la médecine et les arts, tout le monde ne doit-il pas la chercher ? Comment atteindre ce but si desiré ? C'est là le point difficile : *Hoc opus, hic labor est.*

Au lieu, dit Condillac, et avec lui Lavoisier (30), d'observer les choses que nous voulions connoître, nous les avons imaginées ; de suppositions en suppositions,

---

(30) Chimie de L voisier. Préface.

nous nous sommes égarés parmi une foule d'erreurs; ces erreurs sont devenues pour nous des préjugés, et nous les avons prises pour des principes. Quand les choses en sont là, il faut oublier ce que nous avons appris, pour remettre de l'ordre dans notre faculté de penser.

Telle est notre histoire, et elle prouve le peu de cas qu'on doit faire, lorsqu'on veut analyser une eau minérale, des travaux antérieurs et de leurs résultats presque tous faux ou incorrects (31). Il faut consulter un meilleur livre, la nature elle-même, dans celle de ses productions qui occupe, les eaux; les examiner à différentes époques sous le double rapport physique et chimique, répéter les expériences douteuses et difficiles, et n'admettre rien que de certain. La chimie étant maintenant une chaîne immense dont les chaînons se tiennent tellement, que si l'on en perd un seul, tout est rompu; l'essentiel, pour ne pas marcher d'erreur en erreur, est de procéder du connu à l'inconnu, et de se convaincre que la durée d'un travail n'a de mesure que son succès.

La décomposition des eaux paroît si simple d'abord, qu'on croit pouvoir aisément y parvenir. En effet, à l'aide des réactifs, on en distingue, dit-on, les différentes substances. L'eau de chaux en sépare le gaz acide carbonique, et l'acide sulfureux y fait connoître la présence du gaz hydrogène sulfuré, seuls principes volatils existans; l'évaporation procure par son résidu les substances fixes, et les doubles

---

(31) Les travaux de Bergmann, Fourcroy, Bayen, Deyeux, Parmentier, Vauquelin, Gioanetti, Bunetti, Battini, et ceux de quelques membres de la Société de médecine, doivent être conservés comme des modèles à imiter, et je n'ai pas voulu parler d'eux ici.

affinités les fournissent séparément et permettent de les peser. Raisonner et opérer sont deux choses si différentes, que le chimiste le moins instruit sent la foiblesse de ces moyens prétendus infaillibles; ils sont cependant indiqués, et ce n'est qu'en les employant qu'on peut faire quelques pas dans cette carrière. Mais que de difficultés à vaincre ! que de choses à découvrir ! Combien de fois ne voit-on pas se détruire les apparences les mieux fondées ! Heureusement le but console des travaux nécessaires pour l'atteindre. Le mien est de donner une analyse chimique des eaux thermales, gazeuses et composées de Bourbon-l'Archambault, qui, annonçant l'usage de toutes les ressources qu'offre l'état actuel de la science, indique l'époque de cette entreprise. Puissé-je y réussir !

Analyse chimique des eaux thermales, gazeuses et composées, de Bourbon-l'Archambault.

J'ai dit, dans la première partie, et on se le rappelle sans doute,

1.º Que ces eaux pétillent sans cesse, et dégagent une vapeur qui augmente avec le froid et l'humidité;

2.º. Que leur couleur est celle de l'eau ordinaire hors des réservoirs, et qu'elles n'y paroissent verdâtres que parce que la lumière réfléchit sur elles la couleur des conferves;

3.º Que leur odeur est celle du gaz hydrogène sulfuré.

4.º Que leur saveur est légère, lorsqu'on les boit; mais qu'elles laissent dans la bouche un goût lixiviel piquant et celui d'un hydrosulfure alcalin; goût qui augmente par le refroidissement et devient nauséabond, si on les fait réchauffer;

5.º Que leur chaleur est de 48 à 50° (thermomètre de Réaumur) à la source, et ne varie que par l'évaporation ou le mélange avec de l'eau froide, se soutient longtemps; n'augmente que lentement par l'action du feu, ne permet pas d'y cuire les œufs, et n'altère ni la peau ni les plantes qu'on y plonge;

6.° Que leur pesanteur spécifique est un peu moins grande que celle de l'eau-distillée, mais en diffère peu;

7.° Qu'elles forment trois sortes de dépôts, l'un à leur surface, l'autre sur le bord de leurs réservoirs, et le dernier au fond; enfin qu'on y remarque constamment des conferves assez multipliées.

Cet aperçu des propriétés physiques me traçoit la marche à suivre dans l'état chimique.

J'avois à examiner 1.° cet air, ou, pour mieux dire, ces gaz qui se dégagent sans cesse; 2.° l'eau elle-même, 3.° et ses dépôts.

CHAPITRE PREMIER.

Des gaz qui se dégagent de ces eaux, et qu'elles contiennent.

La vapeur qui couvre les réservoirs, sans altérer la peau, fatigue les organes, et surtout ceux de la respiration; ils éprouvent une telle gêne dans les caveaux des douches, lorsqu'on en éloigne l'air atmosphérique et qu'on y agite l'eau, qu'on y est asphixié en un instant. Une bougie promenée sur les bassins et les puits ne s'y éteint pas; mais si on la plonge dans une cloche placée à quelque distance de la surface liquide, elle s'y éteint sur-le-champ dans le bas, et forme dans le haut une flamme bleuâtre et légère. Une pièce d'argent ne peut y rester exposée longtemps sans se noircir, et tout porte à croire que cette vapeur n'est qu'un dégagement de gaz acide carbonique et hydrogène sulfuré.

Pour m'en convaincre, j'avois deux moyens, la distillation à l'appareil pneumatochimique, et l'action des réactifs. Je les ai essayés l'un et l'autre (32).

J'ai mis 2 pintes (1 litre 863 millilitres) d'eau thermale dans une cornue, de la capacité de quatre; j'ai dressé l'appareil promptement; j'ai bien lutté, et j'ai rempli successivement différentes cloches, pouvant contenir 8 ou 9 pintes (7 ou 8 litres).

1. Essai des gaz par la distillation à l'appareil pneumato-chimique.

Le dégagement s'étoit fait insensiblement d'abord; mais lorsque l'ébullition a eu lieu, il étoit si rapide, que j'avois à peine le temps de changer les récipiens.

La bougie introduite m'a offert les mêmes phénomènes. Flamme bleuâtre en haut, dans la première cloche seulement, le gaz s'étant ensuite décomposé; extinction dans le bas, qui devenoit d'autant plus rapide, que déja, par l'introduction précédente, on avoit usé le peu d'air atmosphérique y préexistant, et le gaz hydrogène sulfuré, dont la combustion, par son union à l'oxigène, avoit laissé un peu d'eau.

J'ai réitéré cette expérience, et j'ai eu le même résultat : j'ai fait passer ces gaz dans la teinture de tournesol, qui a rougi; dans l'eau de chaux, qui s'est troublée; dans le syrop de violette, qui est devenu verdâtre.

C'en étoit assez pour me convaincre de ce que je présumois, et me prouver que ces eaux contenoient à peu-près trois fois et demie leur volume de gaz acide carbonique, que son poids faisoit toujours rester à la partie inférieure, et $\frac{1}{2}$ fois de gaz hydrogène sulfuré, qui se trouvoit au-dessus.

L'opinion de tous les chimistes est que cet essai, par la distillation, offre des résultats peu exacts, parce qu'il est difficile d'apprécier et d'évaluer la quantité

2. Essai des gaz par les réactifs.

---

(32) Toutes mes expériences ont été faites près des sources.

d'air atmosphérique, et que la volatilité des gaz exige des moyens de coërtion difficiles ; ils préfèrent les réactifs ; et nous devons à Fourcroy et à Gioanetti, les seuls employés avec avantage, l'acide sulfureux, l'oxide de plomb et l'eau de chaux (33).

J'ai versé sur une pinte (1 litre environ) d'eau thermale, 9 livres d'eau de chaux, c'est-à-dire, tant que la liqueur s'est troublée ; j'ai filtré, j'ai fait sécher, et j'ai eu un résidu du poids de 40 grains, dont, en ôtant les $\frac{19}{32}$ ou 23 grains $\frac{3}{4}$ pour la chaux, la magnésie et l'eau, il est resté 16 grains $\frac{1}{4}$ d'acide carbonique contenu dans chaque pinte d'eau thermale, ou 8 grains $\frac{1}{8}$ par livre.

Pour apprécier la quantité de cet acide libre, j'ai versé de l'eau de chaux dans de l'eau thermale, soumise auparavant à l'ébullition ; elle s'est à peine troublée, et n'a précipité que quelques grains de carbonate calcaire. L'acide sulfureux et l'oxide de plomb ont fait, ainsi que le nitrate d'argent, un précipité dans ces eaux ; ce qui prouve la présence du gaz hydrogène sulfuré. Je l'ai retrouvé dans leurs boues plus abondant encore, et se manifestant par son odeur et sa combustion, dès qu'on y versoit un acide.

Ainsi, il est incontestable 1.° que les eaux thermales de Bourbon-l'Archambault contiennent du gaz hydrogène sulfuré, et du gaz acide carbonique ;

---

(33) Je ne présente l'appréciation du volume des gaz contenus dans ces eaux, que comme un essai imparfait, l'expérience m'ayant appris l'impossibilité d'une évaluation exacte en opérant avec l'appareil pneumatochimique, même au mercure ; il ne peut servir qu'à distinguer leur nature, et c'est sur la distillation qu'il faut compter, pour connoître parfaitement leur poids.

2.° Que la quantité du premier, très-difficile à évaluer, est environ d'une demi-fois son volume;

3.° Que celle du second est à-peu-près de 3 fois $\frac{1}{2}$, ou de 16 grains $\frac{1}{4}$ (8 gram. 63 millig. poids certain,) par pinte;

4.° Et que l'existence de ces gaz explique plusieurs phénomènes, dont le plus sensible est le peu de pesanteur de ces eaux, malgré les principes fixes que je vais y démontrer.

CHAPITRE II.

Des eaux thermales, gazeuses et composées de Bourbon-l'Archambault, et de leurs principes fixes.

Les eaux sont minéralisées par des principes qu'on a trouvé le moyen de reconnoître, presque tous par l'usage des réactifs, et qu'on évalue ordinairement par leur combinaison à l'évaporation. J'ai employé ces deux moyens.

I.

Essai par les réactifs versés sur les eaux thermales de Bourbon-l'Archambault.

1. La teinture de tournesol les rougit, et elles prennent une couleur vineuse.

2. Le sirop de violette les verdit.

3. L'eau de chaux y fait effervescence, détermine un nuage qui les trouble, dégage de petites bulles, et forme un précipité. L'addition des aci-

des nitrique et muriatique n'opère aucun changement; preuve de l'absence des carbonates terreux et alcalins.

4. La potasse caustique s'y dissout lentement, et forme un nuage qui tient suspendu un précipité grisâtre et abondant en apparence lorsqu'il est fait.

5. Le gaz ammoniac trouble la liqueur, qui ne tarde pas à offrir un précipité.

6. L'acide sulfurique leur laisse leur limpidité, cause effervescence et dégagement de bulles. L'addition des acides nitrique et muriatique n'y fait rien de plus; preuve nouvelle de l'absence des carbonates terreux et alcalins.

7. L'acide muriatique y produit le même effet, effervescence, dégagement de bulles (34).

8. Le prussiate de chaux leur donne une couleur bleue qui n'est réellement celle du bleu-de-prusse, que par l'addition de quelques gouttes d'acide muriatique.

9. Le prussiate de potasse les rend d'un vert d'eau qui

____

(34) L'acide muriatique oxigené y cause aussi un précipité peu abondant.

s'irise peu-à-peu ; mais elles n'ont la couleur du bleu-de-prusse, qu'après l'addition de quelques gouttes d'acide nitrique ; alors elle est manifeste et ne diminue que par la formation du précipité.

10. L'alcohol gallique les rend orange-foncé.

11. La noix de galle pulvérisée leur donne une couleur roussâtre qui tend de plus en plus au rouge-foncé.

12. Le nitrate d'argent y fait effervescence, les trouble, forme un nuage : on voit de petits globules gazeux sur les parois du vase, et un précipité prompt et très-abondant composé de stries blanches et de flocons noirâtres.

13. L'oxalate d'ammoniaque blanchit la liqueur , et forme un précipité.

14. L'acide oxalique agit de même, mais moins visiblement.

15. Le muriate de Baryte Les trouble sur-le-champ, les rend blanches et forme un précipité semblable et considérable.

16. Les carbonates de $\left\{\begin{array}{l}\text{potasse}\\\text{soude}\end{array}\right\}$ y causent un nuage léger.

17. L'acétite de plomb les rend d'un blanc laiteux, et y précipite des flocons nombreux.

Cette action des réactifs sur ces eaux thermales, m'a donné lieu de croire qu'elles contenoient,

1.º Un acide libre qui a porté son action sur la teinture de tournesol, et l'a rougi. (Nous savons déja que c'est l'acide carbonique.)

2.º Du gaz hydrogène sulfuré, annoncé par les flocons noirâtres causés par le nitrate d'argent, et le précipité par l'oxide de plomb et l'acide muriatique oxigené. (La présence de ce gaz nous étoit aussi connue.)

3.º Un alcali, et la soude spécialement indiquée par la couleur verte qu'a prise le sirop de violette, et par le précipité en stries blanches du nitrate d'argent. Tout annonce aussi que cette substance n'est pas unie à l'acide carbonique, mais à ceux dont je vais parler ; car l'acide nitrique versé sur le mélange d'eau thermale et d'eau de chaux, n'y a opéré aucun changement.

4.º De la chaux démontrée par l'acide oxalique et l'oxalate d'ammoniaque ; substance qu'on sait ne pouvoir être ici unie à l'acide carbonique.

5.º De la magnésie, dont l'existence est prouvée par le trouble qu'a causé l'eau de chaux, par son précipité, et par les phénomènes qui ont suivi l'introduction des alcalis caustiques et des carbonates alcalins.

6.º De l'acide muriatique indiqué par le précipité abondant de l'acétite de plomb en muriate de plomb, du muriate de soude offert par les stries blanches du précipité par le nitrate d'argent, et sans doute aussi d'autres sels muriatiques, vu l'abondance de cet acide.

7.º De l'acide sulfurique avec excès, prouvé par le précipité abondant de sulfate de Baryte, par le muriate de Baryte ; du sulfate de soude, puisque l'acide nitrique versé sur ce mélange ou ce nouveau sel ne l'a pas altéré, probablement d'autres sels sulfuriques et un peu de cet acide libre.

8.º Du fer, à l'état d'oxide noir démontré par la couleur bleu-de-prusse qu'a causé l'addition de quelques gouttes d'acide nitrique au mélange d'eau thermale et de prussiate de potasse.

Ce métal est d'ailleurs visible dans les dépôts des eaux, quoique très-peu attirable à l'aimant.

Je ne pouvois rien apprendre de plus par l'action des réactifs seuls, et cependant j'étois sûr qu'ils ne m'avoient pas offert tout ce que contenoient ces eaux. Rien ne m'avoit reproduit le dépôt blanchâtre et fugace qui forme une pellicule à leur surface, lorsqu'elles se refroidissent; j'ignorois aussi les proportions des substances présumées, et leur multiplicité exigeoit d'autres secours.

S'il n'eût existé que deux ou trois principes, j'aurois essayé de les déterminer par l'introduction seule des réactifs, et je crois que j'y serois parvenu; car ce moyen est beaucoup plus utile qu'on ne le pense. Celui à qui la médecine et les arts doivent tant, celui qui a étudié et démontré si heureusement la science des eaux minérales, Fourcroy, desiroit qu'on tirât des réactifs un plus grand parti. L'analyse des eaux de la Chapelle, par Cadet et Salverte, prouve que ces conseils ont été écoutés. A l'aide de l'acide oxalique et de l'oxalate d'ammoniaque, ces chimistes ont su déterminer la proportion de la chaux; et à l'aide du prussiate de potasse et de l'acide nitrique, ils ont indiqué celle du fer contenu dans les eaux qu'ils examinoient. Leur travail est un chef-d'œuvre; mais je ne pouvois en appliquer ici la méthode, il me falloit toutes les ressources de l'évaporation.

I I.

Examen des principes fixes par l'évaporation.

Cette opération exige de grandes précautions, et la manière dont on la fait, influe sur tous ses résultats; mais ce n'est que vers sa fin qu'on a besoin de cette assiduité et de ce choix minutieux si difficiles. J'ai évaporé sur le bain de sable et sur le feu, dans des vases de terre vernissés, dans des matras de verre, dans des bassines d'argent, et je n'ai trouvé que des différences très-légères dans les résidus, parce que la liqueur, réduite à deux pintes, a toujours été versée dans une capsule de porcelaine, où j'ai terminé l'évaporation sur le bain de sable, en la poussant jusqu'à siccité; méthode bien préférable à celle des évaporations successives conseillées par Boulduc.

Evaporation de 12 pintes (11 litres 176 millil.) d'eau thermale.

Phénomènes de l'évaporation

J'ai mis évaporer 12 pintes, mesure de Paris (11 litres 176 millil.), d'eau thermale de Bourbon-l'Archambault, dans un matras de verre, au bain de sable, après les avoir filtrées au papier Joseph; autant dans une terrine de terre vernissée, et autant dans une bassine d'argent. Lorsque le liquide a été réduit à 2 pintes (1 litre 863 millil.), dans chacun de ces récipients, je l'ai versé séparément dans une capsule de porcelaine, et le résidu de ces trois opérations n'ayant différé que de quelques grains, j'en ai pris la moyenne proportionnelle, et j'ai eu 3 gros et 5 grains de résidu (11 gram. 663 millig.), malgré la sécheresse du filtre; je l'avois mis dans un lieu très-sec, avant d'assurer le poids; et celui que j'exprime, est moindre de 10 grains qu'il n'étoit la veille. Pendant l'évaporation, j'avois observé les phénomènes suivans. Au commencement, il s'étoit dégagé avec effervescence une grande quantité de gaz; une poudre blanchâtre s'étoit ensuite attachée aux parois du vase : vers le milieu, j'avois vu s'élever des flocons bruns, et se précipiter, dès cet instant, jusqu'à la fin, une poudre noirâtre en partie striée, et en partie couverte d'un gris sale. Tant qu'elle avoit duré, mais surtout vers sa terminaison, la surface de l'eau s'étoit couverte d'une pellicule blanche, d'abord mince, puis épaisse, et enfin analogue à une espèce de colle boursouflée.

Le résidu avoit une couleur noire, qui devenoit grise en se séchant; couleur comparable à celle des alcalis caustiques; comme eux, il attiroit sensiblement l'humidité de l'air, et reparoissoit noirâtre; il avoit leur saveur chaude et âcre, qui, irritant les organes du goût, provoquoit la salivation en les brûlant, pour ainsi dire; jeté sur le feu, il causoit une flamme prompte et bleuâtre.

Ce résidu, qui pesoit 3 gros et 5 grains, ou 221 grains (11 gram. 663 millig.), poids considérable, vu la perte de l'eau de cristallisation, introduit dans un matras de verre, j'ai versé dessus de l'alcohol, et je l'ai exposé pendant quelques heures à la chaleur du bain-desable. Il s'en est un peu dissous d'abord, et la liqueur est devenue verte; la chaleur a augmenté la dissolution, et la liqueur a paru d'un jaune d'ambre qui s'est conservé.

La filtration faite, j'ai versé dans la liqueur de l'acide sulfurique, qui s'est précipité avec de la chaux, et a formé un sulfate de chaux, pendant qu'il dégageoit du gaz acide muriatique. J'ai versé ensuite dans la liqueur de l'eau de chaux, qui a donné lieu à un précipité de muriate calcaire et de magnésie : le tout pesé, après l'avoir filtré, a constaté la présence de 32

1.
Traitement
de ce résidu
par l'alcohol,
et
examen
des
substances
qu'il a
dissoutes.

4

grains de muriate calcaire, et 20 de muriate de magnésie (35.)

J'ai confirmé ces résultats par la cristallisation lente et graduée, avec l'évaporation d'un autre résidu de même poids, traité par l'alcohol (opérations faites sur le feu et au soleil); et je crois qu'il est utile, pour avoir des faits positifs, de traiter ainsi toujours deux résidus en même temps.

Traitement du résidu par l'eau froide. Celui que j'examinois étoit réduit à 177 grains, et l'alcohol, en passant dessus, lui en avoit enlevé 44. Il étoit d'un gris très-foncé, quoique bien sec, et avoit conservé sa tendance à s'emparer de l'humidité de l'air et l'âcreté de sa saveur. J'ai versé sur lui sept à huit fois son poids d'eau distillée froide; j'ai agité de temps en temps, et, quelques heures écoulées, j'ai filtré la liqueur qui, après avoir fait effervescence, avoit pris une apparence lixivielle, et déposé un précipité noir.

Traitée par l'eau de chaux, elle a précipité du sulfate de chaux et de la magnésie; par le nitrate d'argent, du muriate de soude; et par le muriate de Baryte, du sulfate de Baryte, indiquant le sulfate de soude.

Celle du résidu semblable, évaporée lentement sur le bain de sable, a d'abord offert de beaux cristaux de sulfate de soude, et ensuite d'autres moins isolés, de muriate de soude et de sulfate de magnésie, que faisoient distinguer la tendance de celui-ci à attirer l'humidité de l'air, et l'essai par les réactifs. Le poids de ces trois substances, a prouvé l'existence de 37 grains de sulfate de magnésie, 26 de sulfate de soude, et 74 de muriate de soude; substances que je n'ai obtenues qu'après beaucoup de temps et d'essais.

---

(35) Il est inutile d'observer que j'ai pesé et évalué tous les sels en les supposant dans l'état de cristallisation ; j'ai imité Vauquelin : pouvois-je choisir un meilleur modèle ?

Le résidu était de 78 grains, et encore gris, quoique très-sec. Noyé dans une grande quantité d'eau distillée bouillante, et exposé pendant vingt minutes à l'ébullition sur le bain de sable, il a formé une liqueur limpide, où sembloit nager une poudre grise très-fine, pendant qu'il se faisoit un précipité noir. Essayé avec le syrop de violette, l'acétite de plomb, etc. o. ; mais l'addition du muriate de Baryte a déterminé un précipité de sulfate de Baryte, et celle de l'acide oxalique, un autre d'oxalate de chaux. Jai filtré, j'ai fait cristalliser en évaporant, et j'ai eu la poudre blanche et fine que j'avois vu s'attacher sur les parois du vase, pendant l'évaporation générale et première des douze pintes d'eau.

(en marge : Traitement par l'eau chaude)

Ce ne pouvoit être que du sulfate de chaux ; et la nullité de l'ammoniaque, introduite dans la liqueur, où étoit suspendu ce sel dans mon second essai, le précipité causé par la potasse caustique, me l'ont prouvé. Son poids étoit de 28 grains.

L'acide acéteux, versé sur ce résidu, a fait effervescence ; la liqueur a paru se troubler, et n'a pas tardé à reprendre sa limpidité ; j'ai fait digérer ; j'ai filtré, et j'ai retrouvé mon dernier poids. Je n'ai plus douté alors qu'il n'y eût ni chaux ni magnésie libres dans ces eaux, puisqu'il n'en restoit pas à dissoudre par cette opération.

(en marge : Traitement par l'acide acéteux.)

J'ai mis dans l'acide muriatique affoibli, la substance qui avoit résisté à l'action de l'alcohol, de l'eau distillée froide et chaude, de l'acide acéteux, qui étoit noire, brillante de parcelles ferrugineuses, et qui pesoit 55 grains. Il y a eu effervescence ; lorsqu'elle a été terminée, j'ai étendu dans l'eau froide ; il s'étoit fait un précipité noir pendant que la liqueur se troubloit ; j'ai fait digérer quelque temps, et j'ai filtré. La liqueur étoit devenue d'un jaune foncé ; le prussiate de po-

(en marge : Traitement par l'acide muriatique.)

tasse l'a colorée en bleu-de-prusse, et j'ai hâté le précipité par l'addition de quelques gouttes d'acide nitrique. En calculant d'après les procédés de Proust,
C. L. Cadet et Salverte, qui évaluent la proportion
d'acide prussique et d'oxide noir de fer à 44 $\frac{4}{9}$ pour
100 parties de celui-ci, et 55 $\frac{5}{9}$ de celui-là, ou de 4 à
5, le poids du précipité bien sec étant de 83 grains $\frac{1}{4}$,
il y avoit nécessairement ici acide prussique, 46 gr. $\frac{1}{4}$,
oxide noir de fer, 37 grains. J'ai donc reconnu la présence de 37 grains d'oxide noir de fer, en très-petite
partie, attirable à l'aimant; mais le devenant, traité
au feu dans un creuset.

La liqueur d'où je l'avois tiré n'a point indiqué de
sels alumineux par l'introduction des carbonates
alcalins, leur action étant nulle.

Traitement
du résidu
insoluble.

Il me restoit une substance d'un gris foncé sale,
très-légère, douce au toucher, sans saveur, et du poids
de 18 grains : insoluble dans tous les agens précédens,
ce ne pouvoit être que de la silice. Vauquelin a tracé
ma conduite, ou plutôt j'ai imité la sienne, pour lever
tous mes doutes.

J'ai ajouté à ce résidu trois parties de potasse caustique; j'ai versé sur le mélange de l'acide muriatique;
j'ai étendu dans l'eau distillée; je l'ai exposé à l'action
du calorique sur le bain de sable, et j'ai vu se former
un mucilage qui s'est desséché promptement, et s'est
changé en une poudre blanche, qui avoit les caractères de la silice, et pesoit 18 grains. L'essai de la liqueur
d'où je l'avois filtrée, a indiqué un muriate de potasse.

Examen
du savonule
végétal (ma-
tière animale
de
Vauquelin);
bitume (suiv.
les anciens
auteurs.)

Ces substances ne sont pas les seules qui existent
dans les eaux thermales de Bourbon-l'Archambault;
la nature a des moyens inconnus à l'art; et si la chimie peut examiner tout en détail, il est cependant
des matières qui échappent à ses opérations, ou qui
exigent d'elle un examen séparé. De ce nombre, est

celle que Vauquelin a cru une matière animale, et les chimistes anciens, un bitume, peut-être tous avec quelque fondement, quoique ce ne soit ni l'une ni l'autre de ces substances, comme on va le voir. Invisible dans l'eau, à la température de 36 à 40°, à moins qu'elle ne reste dans le plus grand repos, elle devient apparente à une chaleur inférieure, et on la remarque ici dans les deux bassins, les caveaux et les vases où on en verse, lorsqu'ils ne sont pas agités ; jamais elle n'existe dans les puits, qui sont les réservoirs de la source. Lorsqu'on la voit et qu'on veut la saisir, elle fuit sous la main qui la cherche, en lui laissant une sensation douce, qui flatte la peau. Pour m'en procurer, j'ai fait remplir les bassins et les caveaux ; j'y ai laissé séjourner l'eau quinze jours ; et, à l'aide d'un tamis, moyen déja employé à Dax, j'en ai recueilli un peu avec beaucoup de peine.

Elle est d'un blanc sale, a l'aspect d'une huile vierge, lorsqu'elle est étendue sur l'eau, brûle avec dégagement de gaz hydrogène, d'un peu d'ammoniaque, et en laissant du carbone. J'ai observé que cette substance y étoit dans des proportions variables et toujours en très-petite quantité. Tout fait donc présumer que c'est une huile volatile, et je vais confirmer cette présomption.

En cherchant les dépôts de ces eaux, j'ai trouvé sur une plate-forme, près d'un petit puits, une pâte qui m'a paru savonneuse. Je l'ai vue se former à la sortie de l'eau thermale par un petit trou accidentel, qui nécessitoit un écoulement très-lent sur la pierre. Cette pâte étoit grise, attiroit sensiblement l'humidité de l'air, étoit pleine de petits vers rouges, se délayoit dans l'eau avec effervescence, se décomposoit par l'acide sulfurique, et devenoit molle et plus liquide ; j'en ai conclu que c'étoit un vrai savonule, qui résultoit de l'union de l'acide sulfurique affoibli, qui est ici avec excès, et cependant peu combiné, comme le prouvent le dépôt par le muriate de Baryte et les sels sulfuriques reconnus, et probablement aussi d'un peu de soude, avec une huile volatile. Mais d'où pouvoit provenir cette huile ? J'ai jeté les yeux sur les réservoirs des eaux, et je les ai vus couverts de la conferve dont j'ai parlé. (Voyez p. 27.) J'ai soupçonné qu'elle distilloit à la chaleur de la source, et sans doute aussi dans une partie des réservoirs que lui a creusés la nature, et qui nous sont inconnus, la substance oléagineuse dont je cherchois l'origine.

Si la température à laquelle le végétal est exposé, n'excède pas celle de l'eau bouillante, l'hydrogène et l'oxigène se réunissent, et forment, par la distillation de l'huile volatile; une autre portion, le carbone, devient libre, et, comme le principe le plus fixe, reste dans la cornue. Si, au lieu d'une chaleur voisine de l'eau bouillante, on applique à une substance végétale une chaleur rouge, alors ce n'est pas de l'eau qui se forme, ou plutôt celle qui paroît s'être formée, se décompose; l'oxigène s'unit au carbone, avec lequel il a plus d'affinité à ce degré; il se forme de l'acide carbonique, et l'hydrogène devenu libre, s'échappe sous forme de gaz, en s'unissant au calorique.

Ce passage de Lavoisier lève toute espèce de doute.

La conferve qui naît dans ces eaux, est, comme tous les végétaux, composée d'oxigène, d'hydrogène et de carbone. Dans les réservoirs de la nature, où la chaleur est sans doute extrême, cette substance, en se décomposant, forme le gaz hydrogène et l'acide carbonique, qui devient gazeux par son union avec le calorique, trop considérable pour être absorbé par l'hydrogène; celui-ci, en s'emparant d'une partie de l'acide sulfurique suspendu dans les eaux, devient encore gaz hydrogène sulfuré.

Dans les réservoirs de la source que l'on connoît, où la chaleur est moindre, et probablement dans une partie de ceux que l'on ne voit pas, et où elle est encore au-dessous de 75 à 80°, la décomposition des conferves dégage de l'oxigène, qui s'unit à une portion d'hydrogène, et forme de l'eau, pendant qu'une autre portion, en s'unissant au carbone, forme de l'huile volatile. Celle ci trouvant dans les eaux de l'acide sulfurique affoibli et de la soude, qui sans doute n'a pas d'autre origine; (car, comme le fucus, de même la conferve contient aussi cet alcali,) s'en empare, et il en résulte un savonule végétal.

Lorsque la chaleur diminue, et que l'eau n'est pas agitée, une petite partie de cette substance se précipite, et l'autre se décompose. L'acide sulfurique s'unit aux substances terreuse et alcaline pour former des précipités, et au gaz hydrogène, pour se volatiliser avec lui; la soude se précipite, et, le savonule décomposé, l'huile, par sa légèreté, se place à la surface du liquide. Si, comme je le présume, la soude est unie ici à l'acide sulfurique ou le remplace, les mêmes phénomènes doivent avoir lieu. Quant à la petite dose d'ammoniaque qu'on y trouve mélangée, elle vient de la fermentation putride des conferves et des vers logés dans leurs cellules.

Tous ces faits exigeoient une confirmation, et la distillation des conferves, à un feu de 60 à 70 degrés, me l'a donnée. J'ai vu de même un peu d'huile volatile se former sur le vase que j'avois adapté à un appareil remplaçant l'alambic, couvert du récipient italien; le feu, poussé à 80°, j'ai recueilli du gaz acide carbonique et du gaz hydrogène; j'en ai tiré les conclusions suivantes :

Inductions et conclusions.

1. Les eaux thermales de Bourbon-l'Archambault contiennent un savonule végétal, que les apparences

ont fait prendre pour un bitume et pour une matière animale.

2. Il se retrouve dans beaucoup d'autres eaux thermales, dans toutes celles, par exemple, qui forment la classe des eaux savonneuses, et il y est d'autant plus abondant, que la chaleur approche le plus de celle de l'eau bouillante, d'autant plus visible qu'elle diminue davantage, et qu'on laisse le liquide dans un repos plus grand.

3. Son origine est due à la distillation des conferves par la chaleur, distillation qui fournit une huile volatile, dont l'union à la soude et à l'acide sulfurique affoibli, ou à l'un d'eux, forme ce savonule.

4. Une partie se précipite, et l'autre se décompose, lorsque la chaleur diminue, et que l'eau n'est pas agitée, l'acide sulfurique se précipitant avec les bases terreuse et alcaline, ou s'unissant au gaz hydrogène pour se volatiliser avec lui, pendant que l'huile vient surnarger.

5. Son examen a fait connoître la formation d'une partie des gaz hydrogène sulfuré et acide carbonique, et leur origine, (les conferves,) dont la décomposition s'opère seulement à une chaleur plus forte, et a fait présumer celle de la soude, sans doute contenue dans cette plante, comme on en trouve dans le fucus, et résultant de sa combustion.

Précis de l'analyse chimique. Les eaux thermales, gazeuses et composées, de Bourbon-l'Archambault, contiennent donc,

    1. Du muriate calcaire.

    2. Du muriate de magnésie.

    3. Du muriate de soude.

    4. Du sulfate de soude.

    5. Du sulfate de magnésie.

    6. Du sulfate de chaux.

    7. De l'oxide noir de fer.

8. De la silice.

9. Un savonule végétal.... } pris pour un bitume par les anciens chimistes, et pour une matière animale par Vauquelin.

Et des gaz { 10. Acide carbonique.
11. Hydrogène sulfuré.

Ces substances y sont dans une proportion telle que douze pintes de ces eaux m'ont offert 32 grains de la première, 20 de la seconde, 74 de la troisième, 26 de la quatrième, 37 de la cinquième, 28 de la sixième, 37 de la septième, 18 de la huitième, et une quantité de la neuvième qui n'est appréciable que par le déchet du résidu, que Boulduc, Venel et mon père ont évaluée à 36 grains, et que je crois plus grande. Quant aux gaz, on trouve 195 grains du premier dans le même volume de liquide (12 pintes), et le dixième de ce poids du dernier qui ne peut cependant se calculer d'une manière positive.

En prenant le douzième, j'ai eu les proportions suivantes pour chaque pinte (litre) ; savoir :

	grains.	milligrammes.
1. Muriate calcaire.....	2. $\frac{2}{3}$	(0,144.)
2. Muriate de magnésie.	1. $\frac{2}{3}$	(0, 88.)
3. Muriate de soude....	6. $\frac{1}{6}$	(0,328.)
4. Sulfate de soude.....	2. $\frac{1}{6}$	(0,114.)
5. Sulfate de magnésie..	3. $\frac{1}{12}$	(0,164.)
6. Sulfate de chaux.....	2. $\frac{1}{3}$	(0,124.)
7. Oxide noir de fer uni à l'acide carbonique..	3. $\frac{1}{12}$	(0,164.)
8. Silice	1. $\frac{1}{2}$	(0, 80.)
9. Savonule végétal, quantité peu appréciable, estimée avant moi.	3.	(0,158.)
14. Gaz acide carbonique.	16. $\frac{1}{4}$	(0,892.)
11. Gaz hydrogène sulfuré, quantité inappréciable.		

Savoir : } 3 grains et demi (0,164 millig.) de cet acide uni à l'oxide de fer, Et 13 grains un sixième (0,728 millig.) de libre.

J'ai pris la moitié de ces proportions, et j'ai eu les suivantes pour chaque livre (0,4895 milligr.) d'eau thermale ; savoir :

		grains.	milligrammes.
1.	Muriate calcaire......	1. $\frac{1}{6}$	(0, 72.)
2.	Muriate de magnésie.	0. $\frac{5}{6}$	(0, 44.)
3.	Muriate de soude....	3. $\frac{1}{12}$	(0,164.)
4.	Sulfate de soude.....	1. $\frac{1}{12}$	(0, 57.)
5.	Sulfate de magnésie..	1. $\frac{13}{24}$	(0, 82.)
6.	Sulfate de chaux.....	1. $\frac{1}{6}$	(0, 62.)
7.	Oxide noir de fer uni à l'acide carbonique, et formant un carbonate de fer..........	1. $\frac{13}{24}$	(0, 82.)
8.	Silice	0. $\frac{9}{12}$	(0, 40.)
9.	Savon ule végétal, quantité inappréciable, quoiqu'estimée avant moi........	1. $\frac{1}{2}$	(0, 79.)
10.	Gaz acide carbonique.	8. $\frac{1}{8}$	(0,446.)
11.	Gaz hydrogène sulfuré, quantité inappréciable (36).		

Savoir :
{ 1 grain treize vingt-quatrièm. (0,82 mill.) uni à l'oxide de fer.
{ Et 6 grains sept douzièm. (0,364 millig.) de cet acide de libre.

---

(36) On verra sans doute ici avec plaisir l'analyse des mêmes eaux faites par Boulduc en 1729, et répétée par mon père, sous les yeux de Venel, en 1776; et celle des eaux thermales de Plombières, par Vauquelin.

Analyse des Eaux de Bourbon - l'Archambault, par Boulduc.

Ces eaux sont au nombre des plus anciennes et des plus renommées de la France.

Elles contiennent,

Sel marin.

Sel de Glaubert.

CHAPITRE III.

Examen chimique des dépôts des Eaux thermales de Bourbon-l'Archambault.

L'œil du physicien ne se promène pas sur l'établissement thermal de Bourbon-l'Archambault, sans y

---

Sel alcali.
Sélénite.
Terre fort absorbante.
Fer.
Et bitume.
Déterger, inciser et résoudre, sont leurs vertus.

Analyse des Eaux thermales de Bourbon-l'Archambault, par F. Faye.

1. Décomposition par les réactifs.

Elles font effervescence avec les acides.
Le sirop de violette les verdit.
La noix de galle concassée leur donne une couleur roussâtre.
La limaille de fer s'y dissout en quelques jours.
L'argent s'y noircit.
Le sel de tartre s'y trouble et forme un précipité blanc. (Je conserve la nomenclature des auteurs.)
Le lait y reste plus longtemps liquide.

2. Analyse par l'évaporation.

Si l'on en fait évaporer à un feu lent 20 pintes, on a un résidu de 2 onces 6 gros 1 scrupule 2 grains.
En distille-t-on à l'alambic une égale quantité ? il est de 2 onces 7 gros 1 scrupule 18 grains.
Enfin, par l'évaporation au soleil, il est de 2 onces 6 gros 1 scrupule 17 grains.

remarquer des dépôts nombreux, et le chimiste aime à en chercher la nature intime; voici ce que m'a appris leur examen.

Dépôts de trois sortes. Ces dépôts, je l'ai dit dans l'état physique (page 34), sont de trois sortes; l'un, qui se forme à la sur-

---

Cette différence naît de la plus ou moins grande dessication des principes fixes qui restent à nu dans la proportion suivante :

Sel marin........ 18 grains par pinte.
Terre absorbante. 12.
Alcali minéral.. 16.
Sélénite......... 8.
Sel de Glaubert.. 6.
Terre martiale.. 2.
Bitume........... 3.

J'ai aussi le certificat d'une évaporation faite en 1714, par M. Calemard, apothicaire, qui assure avoir eu un résidu de 58 grains par pinte, pesant 2 livres 3 onces poids de marc.

L'incertitude des moyens évaporatoires, l'oubli de filtrer les eaux avant de les soumettre à cette opération, et d'autres causes analogues, expliquent la différence qui existe entre mes résultats et les leurs.

Précis de l'analyse des Eaux de Plombières, par Vauquelin.

L'eau de Plombières n'a point de couleur.

Sa saveur est extrêmement affoiblie ; cependant, à la longue, elle produit une sensation salée et lixivielle.

Son odeur est un peu fétide et comme sulfureuse (loin de la source seulement), quoique, par aucun moyen, on n'y puisse découvrir le soufre.

Son poids spécifique ne diffère pas sensiblement de celui de l'eau distillée.

face de l'eau en repos, et se refroidissant; l'autre, sur les murs voisins; et le dernier, dans le fond des réservoirs.

Le premier est bien connu; c'est l'huile volatile de conferve, résultant de la décomposition partielle du savonule végétal, dont j'ai expliqué l'origine. Ces eaux lui doivent leur état onctueux.

1. Huile volatile de conferve.

Le second se voit sur les murs latéraux des réservoirs; mais il est plus abondant, et d'un caractère

2. Formée de deux parties.

1. Essai par les réactifs.

Versée sur la teinture de violette, elle la verdit sensiblement.

Le muriate de Baryte y forme un précipité blanc.

Le nitrate d'argent, un précipité jaune-brun.

L'acétite de plomb, un précipité blanc abondant.

L'oxalate d'ammoniaque, un précipité blanc très-petit.

L'eau de chaux, un nuage floconneux assez abondant.

L'ammoniaque, un très-petit nuage blanc.

L'hydrosulfure de potasse et l'acide nitrique n'y ont produit aucun effet sensible.

L'infusion de noix de galle et le prussiate de potasse n'ont rien fait dans cette eau.

2. Par l'évaporation.

12 pintes, mesure de Paris, ont laissé par l'évaporation un résidu de 79 grains qui, traité par l'alcohol, l'eau distillée froide et chaude, l'acide muriatique, la potasse, etc., a offert pour chaque pinte, même mesure de Paris,

1. Carbonate de soude. 2 grains $\frac{1}{6}$.
2. Sulfate de soude... 2. $\frac{1}{3}$
3. Muriate de soude... 1. $\frac{1}{2}$
4. Silice .... 1. $\frac{1}{3}$
5. Carbonate de chaux. 0. $\frac{1}{2}$
6. Matière animale.... 1. $\frac{1}{12}$

(Celle-ci est, je crois, le savonule végétal.)

plus distinct à leur surface. Il a l'aspect blanchâtre et gypseux dans sa partie supérieure ; il est grisâtre dans l'inférieure, lamelleux, recouvert d'une pellicule, et brille au soleil comme une mine de fer très-riche.

1.
Supérieure.

La première partie est blanchâtre, a une saveur peu marquée en poudre, âcre et salée en dissolution.

L'alcohol en dissout une portion ; l'eau distillée, froide et chaude, et les acides acéteux et muriatique, le reste.

Versé dans la dissolution faite par l'alcohol, l'acétite de plomb y fait un précipité prompt, ainsi que l'eau de chaux et l'acide sulfurique.

Le même phénomène a lieu en versant du muriate de Baryte, de l'eau de chaux, du nitrate d'argent et du muriate de Baryte dans la dissolution faite par l'eau chaude, de l'acide sulfurique et de l'eau de chaux dans celle de l'acide acéteux, du carbonate alcalin dans celle opérée par l'acide muriatique.

Il y a donc dans cette partie du dépôt latéral des muriates de chaux et de magnésie, ces deux terres elles-mêmes, du sulfate de chaux, du muriate de soude, du sulfate de soude et de magnésie, et un peu d'alumine, agrégé étranger aux eaux et enlevé aux terres voisines (37).

2.
Inférieure.

La partie inférieure, grisâtre, lamelleuse, a offert les mêmes résultats, si ce n'est qu'on n'y a trouvé ni chaux ni magnésie libres, l'action de l'acide acéteux ayant été nulle ; que la dissolution par l'acide muria-

---

(37) J'avois ici une demi-once du résidu de ces eaux lessivées lors du tremblement de terre de Lisbonne. Son essai m'a offert les mêmes résultats ; seulement il n'y avoit pas d'alumine, preuve nouvelle que ces eaux n'en contiennent pas.

tique s'est colorée en bleu-de-prusse foncé, par l'addition des prussiates de chaux et de potasse, et que, malgré l'action de tous les réactifs, il est resté une substance noire craquant sous les doigts, et annonçant du carbone résidu de la décomposition des conferves, et une autre matière insoluble, qui étoit de la silice. Comme elle y abondoit, j'ai présumé que la plus grande partie n'avoit jamais été dans les eaux, mais seulement entraînée par elles; et l'apparence dure, de l'une, pendant que l'autre étoit douce et soyeuse, me l'a prouvé.

Cette dernière partie du dépôt latéral se retrouve sur les murs et sur le pavé de tous les réservoirs, surtout des caveaux, et ne peut en être enlevée, ainsi que l'autre, qu'à grands coups de marteau. Le fer qui s'y trouve est très peu attirable à l'aimant.

La troisième sorte de dépôt se trouve ou dans les puits qui servent de réservoirs à la source, ou dans ses bassins, et dans les voûtes de la ville, qui sont pour elle des égoûts perpétuels ou de véritables aqueducs. 3.e sorte de dépôt.

La première espèce, car ce dépôt en présente deux très-différentes, se trouve au fond des puits qui servent de réservoir à la source. Elle a l'aspect sablonneux, une couleur rougeâtre; elle est rude au toucher, extrêmement difficile à triturer même imparfaitement, conserve toujours sa dureté, est insoluble dans l'alcohol, l'eau distillée, froide et chaude, les acides acéteux et muriatique; c'est donc de la silice. Sa couleur seule l'en fait différer, et le traitement par l'acide muriatique en indique la cause, en l'enlevant. La silice reprend alors sa couleur, sa transparence; et l'acide muriatique affoibli, qui a servi à sa dissolution, devient d'un beau bleu-de-prusse, par l'addition des prussiates de chaux et de potasse, qui causent un précipité de prussiate de fer. 1re. Espèce. Silice recouverte d'un carbonate de fer.

Ainsi cette espèce de dépôt est de la silice, recouverte de carbonate de fer; silice que les eaux ont entraînée dans leur cours.

L'autre espèce, qui se forme dans les bassins lorsque l'eau y séjourne longtemps, et qui est tellement abondante dans les voûtes ou aqueducs qu'elle les obstrue, est une vraie boue.

Sa couleur est noire; elle est douce au toucher en général, mais produit, dans quelques-unes de ses parties, une légère crépitation sous le doigt; son aspect est celui d'un savon, mêlé à du carbone et du fer, et son odeur fétide ressemble à celle d'un sulfure alcalin. Les réactifs, tels que l'alcohol, l'eau distillée, froide et chaude, en dissolvent une portion, et les acides, presque tout le reste. Elle fait effervescence avec eux, et dégage du gaz hydrogène sulfuré; les réactifs font un dépôt dans ces dissolutions, et les prussiates de chaux et de potasse y dénotent la présence d'une grande quantité de fer.

Tout y annonce donc la présence de la soude, du savonule végétal, de la silice, et d'un peu de carbone. Aussi, je pense que ces boues sont dues, en grande partie, à la dissolution complette des conferves, à une chaleur modérée; c'est aussi la cause probable de la présence de l'ammoniaque qu'a trouvée Vauquelin, dans ce qu'il appelle matière animale, ammoniaque, qui se dégage ici d'une manière sensible, quoique gazeuse.

Telle est l'histoire chimique des eaux thermales de Bourbon-l'Archambault, et elle achève de me convaincre qu'on ne peut les prendre avec succès qu'à la source: leur emploi le plus fréquent se faisant à grandes doses, en bains et en douches, et le refroidissement faisant précipiter la plupart de leurs principes; elle me prouve également l'impossibilité de les imiter, en raison de la composition de leurs principes fixes, de l'existence du savonule végétal et de l'abondance de leurs gaz. L'art doit reconnoître des limites, et j'en indique une.

Je ferai aisément sentir maintenant la place défectueuse qu'on a assignée à ces eaux, dont la grande réputation s'est soutenue, mais que quelques auteurs, comme Peyrilhe, ont semblé condamner à l'oubli, en les rangeant près des eaux thermales simples, quoiqu'elles soient peut-être les plus composées qui existent. Fourcroy a cherché à classer toutes celles que l'on connoît, et sa classification est la correction de celle de Duchanoy. Il reconnoît des eaux,

Soit
1. Acidules...... Froides. / Thermales.

2. Salées....... Sulfuriques. / Muriatiques. / Sulfureuses simples. / Sulfurées gazeuses.

3. Ferrugineuses. Simples. / Acidules. / Sulfuriques.

Mais où placer celles qui m'occupent ?

Elles sont très-gazeuses, acidules, sulfurées gazeuses, salées, muriatiques, sulfuriques, ferrugineuses et savonneuses. D'après ces caractères, ne semblent-elles pas devoir faire une nouvelle classe à ajouter à celles indiquées ? et jusques-là ne puis-je

5

pas les appeler : *Eaux thermales, gazeuses et composées, de Bourbon-l'Archambault ?*

Ceci prouvé, j'ai à examiner leur administration, leur action et leurs effets, pour remplir le dernier titre : *ETAT MÉDICAL.*

TROISIÈME PARTIE.

ÉTAT MÉDICAL.

INTRODUCTION.

> *Quæ profuerunt , ob rectum usum profuerunt ;*
> *Quæ verò nocuerunt , ob id , quod non rectè*
> *usurpata sunt, nocuerunt.*
>
> Hipp., *de Arte , n.º 7.*

Le Père de la Médecine eût appliqué cette observation aux eaux thermales, s'il en eût connu l'usage.
On peut donc la répéter , et j'ose dire que chaque
jour me prouve sa vérité. Tout le monde parle des
eaux; l'homme du monde croit les connoître , et les
classe, tandis que le médecin sage en sent toute la
difficulté. Il est impossible , dit Boyle, de déterminer
à priori les vertus médicinales des eaux minérales , et
la voie la plus sûre, pour parvenir à les connoître,
c'est une longue expérience de leur manière d'opérer
sur le corps humain. Ainsi, il ne suffit pas de savoir
le nom des différentes sources et d'en essayer l'analyse, pour les apprécier; c'est au concours de la
physique, de la chimie , et plus encore de l'expérience, à faire juger leur valeur. Ce ne sont pas
des spécifiques ; ce nom est réprouvé par la saine

médecine ; mais ce sont des moyens de guérison que tous les autres doivent seconder ; et de cette heureuse combinaison, dépend souvent la santé. On a depuis longtemps publié des ouvrages qui, présentant la chose sous un autre aspect, lui ont fait perdre une partie de son prix ; mais il est des observateurs qui, étrangers à toute espèce de prédilection, ont ramené les esprits à ce point si important. Citer Bordeu, c'est convaincre ceux qui ne partageroient pas mon opinion. Ce grand homme inspira le goût des bonnes observations, indiqua celles qui prouvoient les avantages de quelques remèdes, notamment des frictions mercurielles pendant l'usage des eaux de Barèges, dans une maladie aussi désastreuse que commune, le vice scrophuleux, et il eut quelques imitateurs. La sanction de la Société royale de Paris me permet de placer ici l'ouvrage de F. Faye, mon père, et près de lui, celui du docteur Brieude ; on lit encore le Traité des Maladies chroniques par les eaux de Plombières, et l'on connoît ainsi Balaruc et Bourbonne-les-Bains (38).

Les changemens qu'ont permis de faire les progrès des sciences exactes dans l'administration des eaux de Bourbon-l'Archambault, ceux qui ont dû en résulter dans leur action et leurs effets, sont pour moi une nouvelle source de remarques, et il n'est pas inutile de les publier. Je suivrai l'ordre simple que j'ai indiqué, et je tâcherai de remplir ce titre : *Etat médical des Eaux thermales de Bourbon-l'Archambault*, en exposant successivement, leur administration, leur action, et leurs effets.

---

(38) Traité des Maladies chroniques par l'usage des eaux de Plombières ; Martinet, 1 vol. in-8.°

SECTION PREMIÈRE.

*Administration des Eaux thermales, gazeuses et com-
posées, de Bourbon-l'Archambault.*

On prend ces eaux en boisson, en bains, en douches, en étuves, et on emploie, comme topiques, leurs
boues. On choisit la saison la plus favorable; on suit
pendant leur usage un régime particulier, et on y
joint les remédes indiqués par l'état des malades. J'ai
donc à parler ici, 1.° de la saison convenable à l'u-
sage des eaux; 2.° des remèdes qui l'accompagnent,
le précèdent ou le suivent, 3.° du régime nécessaire
alors, et 4.° de leur administration en boisson, en
bains, en douches, en étuves et en boues, soit à
l'établissement public, soit à l'hôpital.

CHAPITRE PREMIER.

Saison convenable à l'usage des Eaux.

L'habitude est la plus impérieuse des lois, et longtemps elle a fait perdre ici la saison la plus favorable à l'action des eaux, l'été. On croyoit dangereux
de suivre un traitement de ce genre dans le temps
où régnoit une espèce de combustion générale; on
craignoit de provoquer la nature à de trop grands
efforts, en joignant des moyens artificiels d'excitation
à ceux qu'elle avoit déja. C'étoit mal apprécier la seule
indication à remplir, celle d'établir dans le corps
humain un travail nouveau qu'on ne pouvoit trop
hâter, et qu'on étoit toujours libre de diriger. Peut-

être aussi n'avoit-on que mal appliqué cette règle commune à toutes les sources minérales. Il est sage sans doute de les fréquenter plus tard dans les pays septentrionaux, et plutôt dans les pays méridionaux ; et c'est précisément la preuve de la nécessité de choisir la saison convenable à chaque source. La ville de Bourbon-l'Archambault n'a, par sa position, ni les inconvéniens d'une température froide, ni ceux d'une température brûlante ; la douceur du climat permet de s'y rendre depuis le mois de floréal (mai) jusqu'à la fin de vendémiaire (20 octobre) ; il règne alors une chaleur atmosphérique assez grande pour favoriser l'action des eaux, et on les prend avec succès ; cependant les mois de prairial, messidor, thermidor, fructidor (juin, juillet, août, et le commencement de septembre) me paroissent préférables (39).

On voit le peu de cas à faire de ce mot saison des eaux ; on entendoit par là leur usage pendant dix-huit ou vingt jours ; et ce temps expiré, rien n'eût pu engager à le prolonger. Mais il est des cas où on ne les prend que pendant trois semaines, et il en est où on les continue trois mois ; qu'on laisse donc au médecin qui les dirige, le soin d'en régler la durée. Bien des gens croient que l'hiver même on peut avoir recours à ce moyen de guérison. Quoique l'établissement thermal de Bourbon soit organisé de manière

---

(39) Les étrangers peuvent se rendre ici avec la certitude d'y trouver toujours les ressources multipliées de la médecine et de la vie domestique.

L'hôpital s'ouvre le 5 floréal (15 mai) et se ferme le premier vendémiaire (22 septembre). Les indigens, pour y entrer, doivent faire écrire au maire, qui, sur le vu de leur certificat, les soumet à mon inpection, et ils sont reçus, dès que j'ai attesté que les eaux conviennent à leur état.

à servir en tout temps, et qu'on puisse créer chez soi une chaleur suffisante, comme ce n'est jamais celle de l'atmosphère de l'été ; qu'on a sans cesse à craindre les affeetions catharrales ; qu'on est privé d'exercice, chose essentielle ; que la peau vers laquelle on appelle justifie difficilement l'attente, je n'administre pas les eaux pendant cette saison. Je laisse ses rigueurs préparer les bienfaits du printemps, et ce n'est qu'avec lui que je conseille de venir les prendre, à moins que des circonstances impérieuses n'y forcent plutôt. Dans ce cas, il reste l'espoir de voir se renouveler les cures étonnantes qui ont eu lieu, malgré tous les obstacles qu'y apportoit le temps ; et quel que doive être le résultat du voyage, il faut l'entreprendre ; car, comme dit Celse, *Meliùs est anceps expiriri remedium, quàm nullum.*

CHAPITRE II.

Remèdes qui accompagnent, précèdent ou suivent l'usage des Eaux.

C'est à tort que confondant âge, sexe, tempérament, maladies, on a posé des règles générales pour cette partie du traitement ; la sagesse et l'observation indiquent les seules à suivre : examinons-les.

Le système lymphatique est eelui qui a le plus d'action sur l'enfance ; le sanguin domine dans la jeunessè, et l'absorbant reprend son empire dans la vieillesse ; de-là le siége des maladies des enfans dans la tête ; des jeunes gens dans la poitrine, et des vieillards dans le bas-ventre. Il est donc deux époques dans la vie qui se rapprochent, celle où nous la commençons, celle où nous la terminons. Aussi la foiblesse est-elle également leur partage, et ce caractère commun nécessite-t-il des remèdes analogues ; de-là le succès des eaux de Bourbon-l'Archambault chez eux ; tandis qu'elles conviennent moins dans l'adolescence , où tous les désosdres dépendent de l'accroissement, de la déviation des forces, et se réparent par leur diminution , leur régularisation et le calme qui les suit. Cette différence dans les effets du même remède , est le fruit de l'expérience ; c'est elle qui a appris que la vieillesse , ce temps fâcheux où la nature languissante s'éteint avec le principe vital , que cet âge offroit chaque jour de nouveaux prodiges pendant l'action de ces eaux.

Nous lui devons encore de savoir que les personnes d'un tempérament lymphatique peuvent préférer ces sources ; qu'elles conviennent à la plupart des femmes qui sont dans ce cas ou en ont les épiphénomènes , et dont l'état pathologique est la suite ordinaire d'un vice de menstruation ; que le bilieux et le mélancolique y viennent presque toujours utilement ; que le nerveux y trouve de grands secours ; et que si elles sont quelquefois nécessaires au sanguin , il ne peut en faire usage qu'avec lenteur et ménagement. Le musculaire de Richerand est trop rare pour en parler.

Ceci n'est applicable qu'aux maladies internes, et peu importent dans les externes ces considérations; elles ne s'opposent nullement au succès, comme on le verra , lorsque j'exposerai les effets de ces eaux.

Cet article indiquera aussi la préparation quelquefois nécessaire à leur usage; le traitement qui l'accompagne et le suit, et je n'ai à m'occuper actuellement que des accidens qui se présentent le plus fréquemment pendant leur administration , la *constipation , l'insomnie , l'assoupissement et l'augmentation de douleurs.*

Les malades, et surtout ceux qui prennent la dou- **Constipation.**
che, sont souvent constipés, et cet état devient par
fois si fatigant, qu'ils ont de la peine à le soutenir.
L'abdomen se météorise ; la tête s'embarrasse ; les
veines hémorroïdales se gonflent et sont douloureuses ; la peau est sèche, brûlante, et tout le corps
dans un état d'irritation qui éloigne le sommeil. Le
remède le plus sûr seroit de cesser le traitement,
jusqu'à ce que les choses se fussent remises dans
l'ordre naturel ; mais on ne peut se priver de ses ressources, parce qu'elles ont de légers inconvéniens ;
il vaut mieux y remédier ; or les seuls moyens sont
quelques jours de repos ; des bains, des lavemens et
des purgatifs salins ou d'autres eaux laxatives mélangées avec celles qui font la boisson journalière du
matin. Quelquefois on réussit, et cet accident se dissipe ; d'autres fois il résiste ; c'est ce qui arrive chez
ceux dont la fibre est lâche, le système absorbant,
foible et sans ressort : heureusement cela est moins
dangereux que chez d'autres ; et comme il le seroit
d'en chercher le remède dans les délayans, je me
contente de donner du repos, et j'attends tout de
lui.

C'est aussi de cette manière que je rappelle le som- **Insomnie.**
meil, ce doux état qui suspend quelques-unes de
nos fonctions, pour laisser leurs organes se fortifier et
en reprendre ensuite plus librement l'exercice. J'ai
observé qu'il étoit essentiel alors de tenir le bas-
ventre ouvert.

On ne détruit pas si facilement l'assoupissement,
lorsqu'il est très-grand. L'estomac, plein des eaux
qu'on a bues, la tête étonnée par l'impression de la
douche sur le système nerveux et par la vapeur qu'on
ne prévient pas ou qu'on n'éloigne pas entièrement,
une fatigue générale, tout porte au sommeil, après

le dîner et le matin. Il est des attaques d'apoplexie qui ont eu cette cause, et il n'en faut pas tant, pour empêcher de céder à ce besoin factice, et engager à distraire les malades ou à leur ordonner un exercice modéré. Les circonstances, au reste, décident ce qui convient quand ce symptôme est grave ; et on ne peut s'en inquiéter, quand il est léger.

Augmentation de douleurs.

On agit de même, lorsque, pendant l'usage des eaux, les douleurs augmentent, lorsqu'il y a tension et gonflement. Cependant, si la maladie essentielle est un rhumatisme chronique, une tumeur volumineuse, une disposition à l'apoplexie ou une attaque antérieure, j'ai conservé l'habitude de faire appliquer des cornets.

Cornets.

C'est une espèce de ventouse scarifiée. On remplace le tube de verre par une petite corne de taureau percée à sa pointe ; et l'aspiration de celui qui les applique, opère le vide comme la combustion sous la ventouse. On se propose, avec l'une et l'autre, d'appeler le sang de la circonférence au centre, d'exciter une phlogose, une irritation momentanée, et d'obtenir un dégorgement local. Je crois que les cornets remplissent mieux cette intention, et je les préfère, surtout lorsque les scarifications se font avec un lanceton à une seule lame, comme je les fais pratiquer. Il est d'autres sources thermales, comme le mont-d'Or où on les emploie, et il seroit à desirer qu'ils le fussent partout. Hippocrate et Galien scarifioient ; et si la crainte fondée sur le défaut de connoissances anatomiques y a fait renoncer pendant plusieurs siècles, on devroit y revenir. J'ai vu les douleurs les plus vives calmées par une ou deux applications de cornets, n'est-ce pas assez pour remettre en vigueur ce remède ?

CHAPITRE III.

Régime à suivre en prenant les Eaux.

Le régime d'un malade ne se compose pas seulement de la nourriture, c'est la manière de régler l'influence qu'a sur lui tout ce qui l'environne ou lui tient, comme l'air, les affections de l'ame et du corps, et les alimens.   Air.

Plùs aëre vivimus quàm cibo, a dit Pline : qui, sans connoître les propriétés essentielles de l'air, sentoit combien il nous étoit nécessaire. A Bourbon-l'Archambault il se renouvelle si aisément, qu'il est toujours pur, et ne se respire qu'avec avantage. Sa température convient habituellement ; mais il est des momens et des jours où il faut éviter son impression froide et humide ; le corps, disposé à la transpiration, ayant besoin d'une chaleur continuelle pour l'entretenir.   Passions.

La réaction du moral sur le physique est ce qui exige le plus de soin. Ce n'est qu'en évitant ce qui peut affecter vivement, qu'on mène la vie douce, nécessaire au rétablissement de la santé.

Un exercice modéré et un bon choix d'alimens,   Exercice.
n'y contribuent pas moins : on peut se promener à pied, à cheval et en voiture; pourvu qu'on le fasse, toutes les manières sont bonnes.

Les médecins ne sont pas ainsi d'accord sur les ali-   Alimens.
mens ; les uns, comme mon père, condamnent les végétaux ; les autres, avec le docteur Brieude, en permettent un usage immodéré. Cette différence d'opinions n'est pas plus étonnante que la dispute des philosophes, si longtemps prolongée, pour savoir si

nous étions frugivores ou carnivores. Etranger à ces controverses, je ne connois de lois que l'observation et l'habitude : l'une et l'autre éclairent, et l'on se rappelle cet axiôme d'Hippocrate : *A multo tempore consueta, etiam si fuerint deteriora, insuetis minùs turbare solent : oportet igitur etiam ad insolita mutare* (40). Nous vivons ordinairement du mélange des végétaux et des animaux ; il ne s'agit donc que de les distinguer, et non de les défendre. Sans doute, il faut des toniques, même en alimens, à ceux dont la fibre est lâche ; mais les assaisonnemens ajoutent aux légumes la force qui leur manque, et les fruits ont quelque chose de fondant, que rien ne peut remplacer. Il y a un juste milieu à prendre. En effet, comme la diarrhée suit l'usage indiscret du raisin encore vert, tandis que celui qui est bien mûr et pris en petite quantité, en est le remède, de même l'abus de la nourriture végétale provoque une atonie générale et un flux colliquatif, tandis que son usage modéré ouvre peu à peu le ventre et procure une fonte insensible. De tous les végétaux, les farineux sont ceux que j'approuve le moins ; cependant, il est des sujets auxquels ils conviennent, et je ne les proscris pas entièrement.

Mon père défendoit le laitage, et alléguoit la crasse qu'il laissoit sur l'estomac. Oublions cette explication, que rend excusable le temps où il la donnoit, et voyons s'il avoit raison au fond. Le lait est composé de beurre, de fromage et de petit lait, qui lui-même contient du sucre de lait. Le beurre n'est qu'une graisse végétale, qui tend à s'animaliser ; il est le

---

(40) Hipp., sect. 11, aph. 50.

Et sect. 1., aph. 17. *Concedendum autem aliquid et consuetudini, et tempestati, et regioni, et ætati.*

principe de l'acide sébacique, abonde en azote, et
tout contribue dans lui à fatiguer les organes de la
digestion, en leur donnant un travail difficile. La
matière caséeuse à une telle analogie avec l'albumine,
qu'on ne peut les considérer l'une et l'autre que comme
une matière animale ; celle-ci agit seulement plus par
son volume que par sa nature. Reste le petit lait,
serum lactis, qui contient le sucre de lait, des phos-
phates de potasse et de chaux, de la potasse à nu, et
qui, avec de tels principes, ne peut qu'être très-souvent avantageux : aussi est-ce lui qui a fait la réputation du lait en général dans les maladies goutteuses et
dans celles de la poitrine. Dans les unes, ses sels
phosphoriques s'emparent de la chaux, qui tend à
former, par son séjour, des concrétions, et ils
la portent, par les voies de la circulation, hors
du corps; dans les autres, le sucre de lait lubréfie les
organes de la respiration, et leur fournit un aliment
léger et succulent, dont tout, jusqu'au parfum, les
console. La partie caséeuse ou albumineuse est une
heureuse enveloppe, nécessaire alors, et dont l'utilité s'accroit avec l'usage, parce qu'elle remplace
toute substance animale. Ces deux espèces d'affections
admettent donc l'emploi du lait; néanmoins, il faut
encore consulter le tempérament; car le bilieux, le
lymphatique, ne s'en accommodent pas, et il convient aux nerveux et aux sanguins. D'ailleurs, l'idio-
syncrasie trace la conduite, et rarement on aime le
lait lorsqu'il est nuisible. Ainsi, en rapprochant l'action excitante et incisive des eaux de Bourbon-l'Archambault, des observations précédentes, on voit
que cet aliment est plus souvent dangereux que nécessaire pendant leur usage; que des règles générales
sur ce point sont insignifiantes, et que c'est le sujet et
son état qui sont les guides les plus sûrs.

CHAPITRE IV.

*De l'administration des eaux thermales en boisson,
en bains, en douches et en boues.*

1. Adminis-
tration
de la boisson.

On administre rarement ces eaux en boisson, en
bains, en douches et en boues seulement; ces différentes manières de les employer s'associent ou se
suivent : on ne les boit avec succès qu'à Bourbon-
l'Archambault, parce que les gaz acide carbonique
et hydrogène sulfuré s'en dégagent si aisément, et
leurs principes fixes se déposent si promptement,
qu'on ne peut les transporter avec avantage : on les
boit près de la source ou dans les maisons, seules ou
mélangées avec d'autres eaux laxatives, comme celles
de la fontaine de Jonas, ou stipliques, comme celles
de Saint-Pardoux; quelquefois on les aiguise avec
des sels neutres, et particulièrement avec le sulfate
de magnésie (sel d'Epsom); d'autrefois on y fait
fondre des purgatifs résineux; il n'y a de règle que
la position du malade. Je ne fixerai donc pas la quantité de la boisson, quoiqu'elle soit ordinairement
d'un à deux litres (pintes); s'il est utile de profiter
de l'expérience, il l'est aussi d'éviter la routine, et
l'on est forcé dans mille circonstances d'augmenter,
de diminuer et de changer.

Ceux qui boivent ces eaux près de la source, les
reçoivent d'un baigneur, qui les tire de son réservoir
principal, à 48 ou 50° de chaleur; il les porte dans
des bouteilles de grès, à ceux que leurs infirmités ou
le mauvais temps condamnent à les prendre chez eux,
et il a soin de revenir puiser chaque fois; mais ces
précautions n'empêchent pas qu'il ne soit préférable
de se rendre à la source. Lorsque cette boisson ne

convient pas, elle se remplace par celle des eaux minérales froides de Bourbon, ou d'un autre pays, et c'est souvent Vichy. Elle accompagne l'usage des bains et des douches, et j'accomplis les vues du docteur Brieude, qui desiroit qu'on eût, près de chaque établissement thermal, un dépôt des eaux les plus usitées en Europe (41).

Les bains (42) se prennent dans les maisons ou à la source. Dans le premier cas, les baigneurs les posent, en remplissant des baignoires de bois qu'ils y portent, d'eau thermale puisée, soit dans le grand bassin et le petit puits, soit dans des vases où on l'a laissée refroidir par l'évaporation, soit à la fontaine voisine, et j'en régle la température ; mais ils sont bien moins actifs que ceux de l'établissement. Actuellement que des tuyaux différens y amènent l'eau thermale à des degrés variés, depuis 25 ou 26 jusqu'à 48 et 50, et l'eau froide d'une fontaine voisine, ils sont plus agréables et plus utiles. La température se modifie plus aisément ; on y est à volonté enveloppé de cette vapeur acidule et sulfureuse, quelquefois nécessaire, et l'on peut s'y développer et faire exécuter de grands mouvemens aux membres qui en ont besoin, dans une nappe d'eau aussi volumineuse que celle des cabinets où l'on est, et sans cesse renouvelée. Aussi, je regarde ces bains comme médicinaux, et les autres, comme préparatoires ou domestiques.

2. Administration des bains.

---

(41) En général on boit le matin à jeûn ; quelquefois on commence avant d'entrer au bain, et on continue pendant qu'on y est.

(42) Les bains sont entiers, lorsque tout le corps est dans l'eau, hors la tête ; lorsqu'il n'y en a que la moitié, ce sont des demi-bains ; s'il n'y a que les pieds, ce sont des bains de pied, etc.

Marcard (43) distingue quatre espèces de bains ; j'en admets cinq, et j'établis ainsi leur température.

Les froids sont ceux où le thermomètre de Réaumur plongé dans l'eau, s'élève de o à 10° ; les frais, ceux où il se soutient entre 10 et 18° ; les tempérés, ceux où il est de 18 à 28 ou 29° chaleur du sang ; les chauds, ceux où il monte jusqu'à 36° ; et de là jusqu'à 50°, ou à la chaleur la plus forte de ces eaux, sont les très-chauds. Je les emploie tous, et je crois y être fondé. Je pense, pour joindre l'exemple au précepte, que souvent le rachitisme exige le froid; la leucophlegmatie, le frais ; les affections mélancoliques et bilieuses, le tempéré ; les engorgemens anciens, le chaud ; et quelquefois la paralysie, le très-chaud ; mais les tempérés sont ceux dont je fais le plus fréquent usage, et qui me paroissent les mieux indiqués en général. Leur durée ordinaire est de trois quarts d'heure à une heure et demie.

Le bain et la douche étoient, il y a quelques années, deux parties différentes du traitement, et l'un n'accompagnoit jamais l'autre. J'ai jugé qu'on tireroit le plus grand parti de leur mélange, et j'ai fait tout disposer de manière à faire précéder, accompagner ou suivre la douche d'un bain qui se met au degré de chaleur convenable; ils se modifient mutuellement, et rien n'étoit plus nécessaire. Le malade qui est venu à l'établissement à pied, ou porté par les baigneurs dans une chaise, y retourne de même ; et on lui fait boire un verre de vin ou d'eau thermale, une tasse de bouillon ou une infusion théiforme, dès qu'on l'a mis dans son lit ; je favorise ainsi la transpiration, et j'en diminue la fatigue.

______

(43) Des Bains domestiques, par Marcard, traduction de Parant.

On ne connoissoit avant moi que la douche descendante à Bourbon, et elle s'y administroit mal, parce
qu'on ne pouvoit ni en tempérer la chaleur, ni en régler l'action, ni la donner en même-temps que le bain,
et qu'on la recevoit toujours de quelques pieds de
hauteur seulement ; inconvéniens que j'ai démontrés
dans l'état physique. (Voyez page 14.) Maintenant
tout est changé, et je fais prendre la douche descendante, ascendante et fumigatoire.

3. Adminis-
tration
des douches.

La première est celle dont l'usage est le plus fréquent. Chaque malade, placé dans un cabinet voûté
et isolé, s'y baigne dans de l'eau qui s'y introduit
sous ses yeux, et la reçoit en même temps, après le
bain ou à sec. Elle est composée d'une ou deux gerbes
du volume d'un millimètre à 3 ou 4 centimètres (12
ou 15 lignes), tombant de 6 à 7 mètres (21 à 22 pieds)
avec une force relative à la charge qu'on donne au
réservoir et à la rapidité mesurée de la chûte, et se
dirigeant aisément partout à l'aide d'une seule personne. On met cette espèce de douche à la température nécessaire depuis o jusqu'à 48°, et l'on réunit
tout ce que l'art peut imaginer, pour en simplifier
et en perfectionner l'administration. Le bain y pré-
parant, je la fais ordinairement précéder par lui ; et
sa durée, comme le nombre qu'on en prend, varie
suivant l'individu et les circonstances. En général on
ne la soutient pas plus de trente ou quarante minutes, et l'on en donne de vingt à trente ; mais il est
des individus qui en ont reçu jusqu'à quatre-vingts
de trois quarts d'heure et même d'une heure chacune. Toujours je la fais diriger indistinctement sur
toutes les parties du corps où elle est utile, et je
ménage son action et les forces du malade en la sus-
pendant de temps en temps. Ceux-ci, apportés et
reportés dans des chaises par les baigneurs, restent

1. Descen-
dante.

6

sous leur surveillance, jusqu'à ce qu'ils soient sortis de leur lit où on les fait transpirer pendant quarante minutes, et quelquefois, quoique rarement, pendant une heure.

2. Ascendante.

La douche ascendante se prend en s'asseyant sur un siége auquel se rend un tuyau communiquant avec deux conduits, dont l'un amène l'eau thermale ou l'eau froide de 6 à 7 mètres (21 à 22 pieds), et l'autre de l'eau froide seulement de 2 mètres (5 à 6 pieds) de hauteur. Ce tuyau se termine par un ajutage droit ou courbe, et percé d'un ou plusieurs trous, qui portent le liquide dans l'anus et le vagin, ou sur leurs bords, et sur le périnée, avec une force que l'on modifie en ouvrant plus ou moins les robinets, et en augmentant ou diminuant la charge des réservoirs.

J'ai de plus fait ménager, dans l'intérieur de ce siége, un bain de vapeurs et des lieux à l'angloise.

On desiroit depuis longtemps l'établissement de cette espèce de douche qui n'existoit que dans les sources septentrionales; les vœux des médecins sont accomplis, et ils peuvent, dans les maladies de la matrice, du vagin, de l'anus et des voies urinaires, qui sembloient ne leur offrir aucune ressource, en trouver une à Bourbon.

3. Fumigatoire, ou étuves.

La douche fumigatoire, ou l'étuve, est une boîte contenant un fauteuil qui s'ouvre pour laisser entrer et sortir le malade qui y est enveloppé d'une vapeur dont on varie la chaleur de 0 à 48°. Près d'elle, et dans le même cabinet, est un bain; de sorte qu'on peut, en en sortant ou avant d'y entrer, se plonger dans de l'eau froide ou chaude, ce qui remplace à-peu-près les bains russes et turcs, et offre de grands avantages, lorsqu'il faut appeler à la peau, sans trop l'irriter et sans causer une violente répercussion.

La distribution de l'eau froide dans tout l'établissement, fait qu'on peut l'y employer en bains et en douches de toute espèce, même en pluie, comme en Angleterre.

On appréciera tous ces moyens d'administration en les mettant en usage; et l'essai que j'en ai fait cette année, m'a prouvé leur perfection.

Les boues thermales s'employoient beaucoup au-trefois, et l'on cite l'exemple d'un roi de Pologne qui en fit un usage avantageux. Depuis, on les avoit abandonnées; et je suivois aveuglément cette pra-tique, lorsque l'analyse de ces eaux m'a fait connoître leurs principes et leur utilité. C'est pour en tirer parti, que je me propose de faire construire deux salles souterraines, contenant chacune deux piscines. (Voyez page 21.)

4. Administration des boues.

Je serai sûr alors de trouver en elles un tonique, un résolutif et un répercussif puissans, soit que je les administre chaudes, ou froides, etc.

L'établissement thermal de Bourbon-l'Archambault est donc parfait sous le rapport de l'administration en boisson, en bains, en douches; et dès qu'on pourra y joindre l'usage général et facile des boues, tout assurera les bienfaits qu'il promet (44).

---

(44) L'hôpital n'a pas encore éprouvé ces améliorations; mais elles vont s'y opérer, et bientôt tout ici sentira l'in-fluence d'un Gouvernement protecteur des établissemens publics, qui attestent sa sagesse et sa grandeur.

SECTION II.

*Action des Eaux thermales, gazeuses et composées,
de Bourbon-l'Archambault.*

*At enim mentiuntur homines de salsis aquis
propter imperitiam.*

HIPP.

IL est une action générale des eaux de Bourbon-l'Archambault que démontre l'observation, et tous les médecins la connoissent : ils savent qu'elles sont éminemment toniques, incisives, diaphorétiques, détersives, résolutives et antispasmodiques. Mais une analyse nouvelle qui offre des principes inconnus jusqu'ici, exige leur examen particulier. L'ensemble résultant des détails, l'action générale se place ici d'elle-même, et près d'elle les variétés qu'entrainent celles de l'administration. Ainsi j'ai à traiter, 1.º de l'action particulière des principes constituans de ces eaux ; 2.º de leur action générale, et 3.º des modifications qu'y apportent celles de l'administration, en boisson, en bains, en douches ou en boues.

CHAPITRE PREMIER.

*Action particulière des principes constituans de ces
Eaux thermales.*

Ces principes sont, comme je l'ai prouvé, les muriates de chaux, de magnésie et de soude, les sulfates de soude et de magnésie, le carbonate de fer, un savonule végétal, des gaz acide carbonique et hydrogène sulfuré, et le calorique.

Le muriate calcaire est un purgatif fondant qui convient essentiellement aux scrophuleux, et qui supplée aux mercuriels, suivant Fourcroy (45). *Action du muriate calcaire.*

Il en est de même du muriate de magnésie, l'un et l'autre réunissent une propriété absorbante qui rend leur usage plus utile. *A. du muriate de magnésie.*

Le muriate de soude a non-seulement des usages domestiques, mais il en a aussi de médicinaux. Il est purgatif; c'est un stimulant utile, et il devient précieux à Bourbon, parce qu'il rend l'administration de ces eaux très-avantageuse en douches ascendantes, toutes les fois qu'il s'agit de stimuler le tube intestinal, pour provoquer des évacuations retardées par son inaction et son atonie. *A. du muriate de soude.*

Ces trois espèces de sels à base muriatique, ont un caractère commun, celui de purgatif, et les deux premiers sont de plus absorbans, tandis que le dernier est essentiellement stimulant. Russel (*de Tabe glandulari*) insiste sur leur usage dans cette affection, et l'observation a plus d'une fois prouvé la bonté de ses conseils.

Le sulfate de soude (sel de Glaubert) est encore un purgatif fondant; mais comme il a une saveur vive et une action apéritive bien connues, son usage médical est plus étendu que celui des sels précédens, quoiqu'il soit des cas où l'on doive les lui préférer. *A. du sulfate de soude.*

Le sulfate de magnésie (sel d'Epsom) jouit avec plus de raison d'une confiance générale. Très-soluble dans l'eau, très-fondant et laxatif, on l'emploie souvent et toujours avec succès. *A. du sulfate de magnésie.*

---

(45) Mémoires de Fourcroy, insérés parmi ceux de la Société de Médecine, années 1782 et 1783.

(46) Le fer est un des remèdes dont la Médecine se sert avec le plus de fruit et le moins d'inconvéniens. « Il a, suivant Fourcroy, une telle analogie « avec les matières organiques, qu'il semble en faire « partie. Ses effets sur l'économie animale sont mul-« tipliés : il stimule la fibre, et surtout la muscu-« laire ; il excite toutes les secrétions et quelques « excrétions; c'est à lui, par exemple, qu'on doit « souvent l'apparition ou le retour des flux hémor-« roïdaire et menstruel ; il se mêle au sang, le colore, « et devient un stimulant général, comme l'attestent « les expériences de Menghini. Lorry dit avoir vu « les urines d'un malade auquel il administroit ce « métal, se colorer visiblement par la noix de « galle. »

Le fer est donc tonique, et par-là même stoma-chique, diurétique, stimulant; il est altérant, et par conséquent astringent ; incisif, et nécessairement

---

(46) Observatur in omnibus illis aquis medicatis aliquod principium spirituosum, admodum fugax quod reddit has aquas mobiles facilè per omnia vasa corporis et facit ut longè majori copià potari possint, quàm aqua communis etiam purissima. Simul ac periit ex illis aquis illud vola-tile, vappidæ apparent gustui, nec pulchros illos effectus præstant ampliùs. Profecto mineralis ille subtilissimus spi-ritus ingentem ipsis aquis et aquarum ingredientibus addit virtutem, ut non modò citiùs intimos corporis recessus et emunctoria subeant ac penetrent, sed et majus robur et movendi potentiam partibus solidis ac fibris motricibus, impertiant, ut promptior per tubulosam corporis nostr^l compagem fiat transitus aquarum, quo obstructiones et infar^{c}tus vasorum non modo expediuntur, sed partium quoque inutilium secretiones et excretiones egregiè adju-vantur. VANS-WIETEN, *t. III, pag. 345;* F. HOFFMANN : *Dissert. physico-med. x ; p. 193.*

fondant et résolutif. Je ne parle pas de son action magnétique; assez d'autres l'ont combattue.

L'existence d'un savonule végétal, lorsqu'elle sera démoutrée aussi clairement à tout le monde qu'à moi, fournira de nouveaux sujets de remarques; et cessant d'expliquer mille phénomènes par la présence des bitumes ou la supposition d'une matière animale dont on ignore les effets, on fixera les idées des médecins sur ce principe vrai qui se trouve dans toutes les eaux appelées bitumineuses ou savonneuses, à des doses différentes, mais difficiles à apprécier. Je crois que c'est ce savonule qui tempère l'action tonique des eaux, sans la diminuer; qui, en la rendant plus fixe, en augmente les effets résolutifs, et qui a une influence si directe et si utile sur les maladies nerveuses et cutanées. Seul avec le calorique, il suffit pour rendre plusieurs sources thermales très-avantageuses. Quel cas ne doit-on pas faire de celles de Bourbon-l'Archambault, qui joignent tant de substances, saline, terreuse, alcaline et ferrugineuse, à ce savonule et au calorique qui y est avec excès?

A.
du savonule
végétal.

Le docteur Duchanoy prétend que cet agent influe beaucoup plus qu'on ne le pense sur l'action de ces eaux, et il s'appuie sur l'abandon des sources les moins chaudes. Sans adopter une telle preuve, dont l'empire de la mode diminue la valeur, je partage son opinion sur le parti qu'on peut en tirer. Rien de plus singulier que sa manière d'être à Bourbon; et comme le thermomètre de Réaumur marque jusqu'à 48 et 50° à la source, on sent que j'ai pu l'estimer par son application; aussi ai-je observé que dans toutes les maladies externes et dans celles où il existoit beaucoup d'atonie, chez les phlegmatiques surtout, c'étoit un excellent stimulant, un moyen sûr d'appeler du centre à la circonférence; et, en

A.
du calorique.

ouvrant les pores de l'organe cutané, d'y créer un exsutoire général dont l'activité se tempéroit facilement (47).

A.
du gaz acide
carbonique

Stimuler est le propre du gaz acide carbonique ; mais les substances qui se trouvent avec lui dans ces eaux, en changent sans doute l'action ; et de même qu'elles n'ont pas la saveur aigrelette des eaux acidules, quoique ce gaz y soit au moins aussi abondant, puisqu'il y en a 16 grains (0,893 millig.) par pinte (litre), de même leurs effets médicinaux ne doivent plus être les mêmes.

A.
du gaz
hydrogène
sulfuré.

Les belles expériences de Chaussier sur le gaz hydrogène sulfuré, loin de détruire ses effets présumés, prouvent qu'ils dépendent de sa combinaison. Il est reconnu pour l'ami de la peau, et je crois qu'il se rapproche beaucoup , par sa manière d'agir , du savonule ; comme lui, il pénètre les pores et tempère l'activité du calorique.

CHAPITRE II.

Action générale des eaux thermales (48).

Mais chacune de ces substances n'a pas une action égale , et les sels qui semblent devoir rendre ces eaux

---

(47) Si le calorique qui se comporte si différemment dans les eaux thermales et dans les eaux rechauffées, a sur elles une telle influence, comment a-t-on pu concevoir l'idée de faire des eaux thermales artificielles ?

(48) Les eaux thermales que l'on emploie concurremment avec celles-ci dans quelques cas , sont celles de Barèges , de Bourbonne-les-Bains et de Balaruc ; mais si leurs

purgatives, ne le font pas, à moins qu'on ne les prenne à grande dose, leurs proportions s'augmentant alors avec le volume du liquide. Comme cet usage immodéré est rare, que d'ailleurs il paroît peu utile, on doit regarder ces sels comme fondans et absorbans seulement; et c'est ainsi qu'ils agissent probablement dans la plupart des eaux qui en contiennent, et qu'on est forcé d'aiguiser, pour ajouter à leur action purgative (49). Mais est-il plus avantageux qu'elles n'aient pas cette propriété? C'est ce

---

résultats sont quelquefois les mêmes, il ne peut en être ainsi de leur action. Le gaz hydrogène sulfuré paroît déterminer] les effets résolutifs et détersifs à Barèges ; à Bourbon-l'Archambault, ce gaz a moins d'influence, et le savonule végétal, le fer, en ont une très-grande. L'action irritante des sources de Bourbonne-les-Bains et de Balaruc, dépend de leurs principes salins : elle est due au gaz acide carbonique et au fer, bien plus qu'aux matières salines dans celles de Bourbon. La composition des eaux thermales, gazeuses et composées, de Bourbon-l'Archambault; leur voisinage de deux autres sources précieuses, celles de la fontaine de Jonas et de Saint-Pardoux ; et le peu d'éloignement de Vichy, rendront donc leur usage quelquefois plus salutaire, et toujours aussi avantageux que celui des eaux, 1.º de Barèges, dans les maladies cutanées, scrophuleuses, dans celles de l'anus, du périnée, de la matrice, du vagin, dans les rétractions musculaires, les ulcères fistuleux ; 2.º que celles de Balaruc et de Bourbonne-les-Bains, dans les paralysies, les rhumatismes et toutes les affections adynamiques. Je ne prétends pas au reste discuter ici la supériorité de telle ou telle source ; je laisse aux médecins le soin de l'établir, et je ne veux qu'éclairer leur esprit observateur sur le mode de leur action.

(49) Je n'excepte même pas celles de Sedlitz ; car tout le monde sait qu'on est presque toujours forcé de déterminer leur action purgative par l'addition du sel de *ce nom*.

qu'a voulu prouver mon père dans une lettre en réponse aux doutes du docteur Bouvart, et il étoit aisé d'atteindre son but. Vainement, en effet, croiroit-on pouvoir user indistinctement des eaux de Bourbon-l'Archambault, dans les maladies auxquelles elles conviennent le mieux, si elles étoient purgatives? Dans la paralysie scorbutique, parvenue à cet état où l'atonie générale et la dissolution commencée des liqueurs rendent le traitement si difficile et si incertain, oseroit-on les employer? La disposition à l'atrophie, le marasme, suite ordinaire ou de l'excès des plaisirs dans un âge tendre, ou d'affections syphillitiques, ne se confirmeroient ils pas? Dans les rhumatismes goutteux même, où il est utile de solliciter des évacuations, ne vaut-il pas mieux le tenter par d'autres moyens? Que feroient-elles dans les coliques néphrétiques, dans les affections de la vessie, accompagnées d'excrétion de glaires, de sables et de graviers par l'urètre, dans les rhumatismes chroniques? Ce sont des torrens de liquide qu'il faut précipiter dans les voies urinaires, pour les épurer, et l'irritation des intestins seroit une contre-indication. Que produiroit on dans les maladies de la matrice? guériroit-on beaucoup d'affections cutanées? l'usage d'une eau purgative ne seroit-il pas quelquefois pernicieux à cette époque de l'administration des douches, où le tissu cellulaire s'ouvre, où les glandes se dégorgent, où les liqueurs raréfiées augmentent le diamètre des vaisseaux, où tout est dans un désordre tel, que la nature, étonnée, semble chercher un appui? Les organes excrétoires doivent fixer seuls l'attention; c'est par eux que doit s'éliminer le principe morbifique; c'est leur tonicité augmentée qui va décider la guérison par une crise locale. Il faut donc la favoriser, en appelant du centre à la circonférence.

Les organes digestifs ne s'accommoderoient pas mieux de l'usage habituel de ce remède : il ne pourroit ni rendre à l'estomac sa force contractile, ni lui fournir des sucs qui, en s'assimilant aux gastriques, favorisassent l'exécution de ses fonctions. Il est donc heureux que l'action de ces eaux ne soit pas purgative, et leurs propriétés toniques, incisives, diaphorétiques, détersives, résolutives et antispasmodiques, leur suffisent (50). Or, personne ne les leur conteste. On sent que la réunion de sels calcaires, alcalins et magnésiens, doit être un excellent fondant ; que le fer et le gaz acide carbonique sont des toniques puissans ; que le savonule végétal est en même temps un consolateur, et un résolutif antispasmodique ; que le gaz hydrogène sulfuré et le calorique sont aussi incisifs que diaphorétiques.

L'organe cutané, le système vasculaire, et surtout lymphatique, les voies urinaires et digestives, sont donc les sujets ordinaires de cette action générale, qui varie avec ses moyens d'administration.

---

(50) Leur vertu antispasmodique paroît la moins facile à expliquer ; cependant l'observation l'a confirmée, et je la conçois parfaitement. Dans presque toutes les affections nerveuses, il n'y a que déviation du principe vital, et l'irritation de la partie malade a lieu aux dépens du reste du corps : il ne faut, d'après cela, que régulariser son action pour être antispasmodique ; et c'est ce que font les eaux de Bourbon-l'Archambault, dans l'épilepsie, la danse de Saint-Guy, etc.

CHAPITRE III.

Modifications apportées à cette action par les moyens d'administration.

La boisson de ces eaux est diurétique, diaphorétique et tonique; elle constipe plutôt qu'elle n'ouvre le ventre: et comme il est des cas et des momens surtout où la nature a besoin de ménager toutes ses forces, où les fonctions de l'économie animale doivent s'exécuter régulièrement, je combine cette boisson avec celle des eaux de la source ferrugineuse, saline et gazeuse, de Jonas. Le ventre s'ouvre sans effort; les intestins ne sont pas trop vivement stimulés, et ce mélange procure des évacuations modérées et habituelles. J'ai remarqué combien le même remède agissoit différemment, suivant les individus et les époques de la vie.

J'ai vu des malades attaqués de coliques bilieuses, boire ce mélange avec une telle efficacité, qu'il provoquoit des évacuations alvines, aussi abondantes que salutaires, et d'autres, ou les mêmes, quelques années après, le prendre sans succès.

La boisson des eaux thermales et minérales de Bourbon n'y est pas exclusive, et je choisis celle qui convient le mieux; mais comme leur effet est toujours de porter à la peau, d'exciter le cours des urines et de stimuler tous les organes qu'elles traversent, je les préfère dans beaucoup de maladies, et je les emploie seules. Quelquefois je les rends purgatives par l'addition des résines ou des sels neutres; néanmoins, je borne cette méthode, qui, bonne en apparence, a de grands inconvéniens, puisqu'elle tend, d'après cet axiôme, *duobus doloribus vehementior obscurat alterum*, à diminuer les efforts les plus utiles, ceux de la peau, en appelant aux intestins toute l'irritation.

Les bains agissent différemment, suivant leur température et l'eau avec laquelle on les prend; comme, en se refroidissant, celle de Bourbon-l'Archambault dégage ses gaz, décompose son savonule, il en résulte un changement réel, suivant la chaleur à laquelle on se baigne, à moins qu'on ne la tempère avec l'eau froide, comme je le fais souvent. En général, prend-on un bain froid, l'eau est plus sèche, plus tonique, et tous les effets en sont plus sensibles qu'ailleurs; aussi, la sensation est plus désagréable en y entrant; la peau se resserre plus vîte sur elle-même; le visage se décompose davantage; la circulation se fait plus lentement. Bientôt, cependant, tout se ranime; la réaction des solides imprime un mouvement rapide aux fluides; la chaleur se développe; la respiration se fait librement, et si l'on en sort et qu'on se mette dans un lit bien chaud, on transpire quelquefois; signe excellent, mais dont je n'attends jamais l'entier accomplissement, pour ne pas perdre le fruit de ce remède.

Suivant Marcard, ce bain convient à tous ceux sur qui il produit une sensation agréable de chaleur, quand ils en sont sortis, et qui en deviennent plus vifs et plus forts.

Donné convenablement, ajoute-t-il, il a souvent diminué ou guéri la foiblesse universelle du corps, etc. Il peut corriger et guérir les vices de quelques fonctions, et surtout rétablir l'action des premières voies : c'est ainsi qu'en rendant plus rares les indigestions, en diminuant les vents, la constipation, il guérit un grand nombre d'accidens douloureux, qu'on prend pour des maux de nerfs.

2.
Action de ces eaux en bains.

1. A. des bains froids ou de o à 10°, thermomètre de Reaumur.

2. A. des bains frais ou de 10 à 18° thermomètre de Réaumur.

J'ai aussi cette opinion sur l'emploi des bains froids; mais si le rachitique et le scrophuleux en font quelquefois usage, je ne les administre jamais au nerveux; celui-ci a besoin d'un consolateur, et il ne pourroit le trouver au milieu des secousses d'une double réaction.

J'en ménage aussi une moins forte au leucophlegmatique, au phlegmatique et au mélancolique, dans le bain frais. Au lieu de forcer les fibres à une rétraction subite, il la rend insensible; l'absorbtion d'une partie du calorique appelle le reste sur tout le corps, et en augmente la circulation. On ne sait, en entrant dans ce bain, si l'on doit se plaindre ou se réjouir, et toujours on ets gai, en en sortant. C'est donc lui qui convient à l'hypocondriaque, dans les pâles couleurs, les leucorrhées, etc.

3. A. des bains tempérés ou de 18 à 28 et 29° chaleur du sang.

Mais les bains tempérés sont ceux que je crois le plus souvent utiles, et que prennent la plupart de mes malades. Le corps, en y entrant, n'éprouve aucune sensation vive : la circulation ne s'y fait mieux, que parce que l'organe cutané se relâche, parce que tous les pores, toutes les cellules du tissu muqueux s'ouvrent, et de là une espèce de transpiration insensible, qui procure un bien-être qu'on ne sauroit exprimer. Il semble qu'au lieu d'absorber de l'eau, l'on se décharge d'un fardeau fatigant. L'irritation légère et générale qui a lieu, suffit pour exciter peu-à-peu la contractilité, et tous les organes se trouvant assez de force pour exécuter librement leurs fonctions, le calme le plus parfait est l'état heureux de celui qui prend les eaux de Bourbon dans un bain tempéré. Les principes savonneux y sont encore suspendus; ils enveloppent encore les substances plus actives, et en tempèrent l'action. Aussi, rien n'est plus agréable, et ceux qui se plongent dans l'eau des caveaux, mise à cette température, se croient dans un vrai mucilage. Si la transpiration n'est pas abondante, l'excrétion des urines y supplée, et leur cours est d'autant plus grand, qu'on a bu davantage auparavant.

Mais toujours le liquide s'insinue, humecte, raréfie et provoque une exhalation insensible par la peau ; exhalation qui devient habituelle, parce qu'elle est l'expression facile des voies secrétoires et excrétoires ; c'est une rosée bienfaisante qui se présente à des corps avides de la recevoir ; son action essentielle est donc relâchante et incisive.

Il paroît contradictoire que la même substance soit relâchante et astringente, et l'on me reprochera peut-être d'avoir mal saisi ses effets ; mais j'observe que le relâchement dont je parle n'est pas cette atonie qui suit des secrétions immodérées. Le principe vital régularisé rend tous les organes propres à leurs fonctions, et détruit toute rigidité ; le sang circule aisément ; le tissu parenchymateux et celluleux s'humecte et revient doucement sur lui-même ; la tête se débarrasse, et l'on sort souvent à regret de ce lieu de repos. Rien ne convient donc mieux que les bains tempérés avant la douche descendante, ou dans les intervalles que laisse son administration ; rien ne s'accorde davantage avec le tempérament bilieux, et n'est plus utile dans ses maladies, dans les rhumatismes aigus ou chroniques, dans quelques affections nerveuses et dans tous les temps des affections scorbutiques.

L'action des eaux est encore atténuée dans les bains chauds, puisque ce n'est que par une évaporation sagement ménagée, ou le mélange avec de l'eau froide, qu'on l'obtient. Les principes minéraux n'y sont pas dans leur état primitif, et ce motif ne peut les faire préférer : ce sont ceux dont je crois l'usage le plus dangereux, parce qu'ils irritent assez pour faire beaucoup de mal, trop peu pour faire du bien. Je les emploie rarement, quoiqu'on les ait conseillés dans les engorgemens chroniques, pour exciter un mouvement fébrile.

5. A.
des bains
très-chauds
ou de 56 à 48°.

Il vaut mieux alors profiter des bains très-chauds, car la nature elle-même semble devoir agir avec eux, et tous ses moyens réunis peuvent produire des effets avantageux ; qu'on ne les attribue pas au reste au calorique seul, mais à ses rapports avec toutes les autres substances, et à leur disposition particulière. N'a-t-on pas vu la différence des phénomènes physiques de la chaleur dans ses eaux et dans les eaux rechauffées ? Ne doit-on pas en conclure qu'il est, pour le médecin comme pour le chimiste, des causes inconnues ?

Une augmentation rapide dans toutes les fonctions, et surtout dans celle de la peau et du cœur, sont les premiers effets des bains très-chauds; c'est une étincelle électrique qui frappe en un instant, et qui, en se renouvelant, devient insupportable et pourroit être mortelle : aussi ce moyen médical exige-t-il une administration prudente ; et s'il est utile dans quelques espèces de paralysie et d'engorgemens, ces cas sont très-rares. Je ne me laisse pas gagner par l'exemple dans ma pratique, et souvent j'ai interdit à mes malades ce remède, malgré le bien qu'ils croyoient en avoir éprouvé à d'autres sources.

Les bains froids, frais, tempérés, chauds et très-chauds, sont donc connus et usités actuellement à Bourbon. Le docteur Brieude y verroit ses sages conseils mis à profit ; la température des bains graduée par le mélange d'une source d'eau froide ; les malades pouvant passer successivement des bains les plus froids dans les plus chauds, et le médecin maître de conduire à son gré le mouvement fébrile excité ; mais il avoueroit qu'on a raison de préférer en général les bains tempérés et les frais.

Par eux on remplit le but le plus ordinaire, celui de préparer à la douche.

Celle-ci a des effets plus ou moins actifs, suivant son administration. Examinons-les d'abord dans la douche descendante. Action générale de la douche descendante.

A une chaleur modérée comme 25 ou 28°, elle constitue ce que l'on appelle une douche tempérée ; à 35 ou 40°, une douche chaude ; et à 40 ou 48°, une douche très-chaude.

C'est à tort qu'on chercheroit à établir de grandes différences dans son action suivant sa température ; toujours sa percussion, la rapidité de sa chûte et l'impression des substances qui la minéralisent, se combinent avec le calorique pour stimuler, diviser, résoudre, déterger et appeler du centre à la circonférence.

Le malade qui la reçoit, est dans l'état de celui à qui l'on vient d'appliquer un vésicatoire : sa peau rougit, et il s'y forme quelques petits boutons qui seroient suivis d'ampoules, si on la continuoit long-temps à une chaleur de 48 à 50°. Comme le vésicatoire, elle augmente l'action vitale, et c'est assez faire son éloge près de ceux qui savent le parti qu'on en a tiré, depuis que Bordeu (51) a si bien décrit le tissu

(51) On a peut-être été surpris de mon silence sur Bordeu, lorsque j'ai tracé l'histoire des Eaux minérales ; on s'est rappelé ses Lettres sur celles de l'Aquitaine, la célébrité qu'elles leur ont donnée, et l'ingénieuse explication qu'on y trouve de leur oubli pendant le règne de la féodalité. Mais le seul but de mon discours préliminaire étant de rappeler des travaux chimiques, et de prouver l'abus qu'on en avoit fait, cet ouvrage de Bordeu devoit m'être étranger.

muqueux, et Mascagny les vaisseaux lymphatiques ; Mascagny, dont le professeur Desgenettes a enrichi les travaux, en nous les faisant connoître. Bien avant eux, Hippocrate avoit fait pressentir cette découverte par cet aphorisme (52) : *Duobus doloribus simul obortis non in eodem loco, vehementer obscurat alterum.* C'est le fondement de la doctrine moderne, et on voit qu'elle n'étoit pas étrangère au Père de la Médecine ; ainsi nous revenons insensiblement et heureusement à ses principes. Bientôt on ne cherchera plus à acquérir d'autre science en médecine que celle de l'observation ; et déja nous avons des ouvrages qui, dégagés de tout esprit de système, n'ont qu'un but, la guérison ; qu'un moyen d'y arriver, l'observation (53).

Son Traité des Maladies chroniques m'a été au contraire très-utile, et j'aime à le présenter comme le plus beau monument élevé à la gloire des Eaux minérales ; monument qui eût suffi à celle de son auteur, si son génie ne lui eût acquis tant d'autres titres à la reconnoissance de la postérité. C'est à elle à le venger de l'injustice de ses contemporains, et à publier le recueil de ses ouvrages *, comme le palladium de la Médecine françoise.

* Deux thèses. { 1. *De sensu in genere.*
{ 2. *An omnes corporis partes digestioni opitulentur ?*

Lettres et Dissertation sur les Eaux minérales de l'Aquitaine.

Recherches { 1. Sur les Glandes et leur action.
{ 2. Sur le Pouls par rapport aux crises.
{ 3. Sur le Tissu muqueux.

Idée de l'Homme physique et moral.

Specimen novi medicinæ conspectûs.

Institutiones ex novo medicinæ conspectu.

Lettres sur l'Inoculation.

Traité des Maladies chroniques.

(52) HIPP. sect. II, aph. 46.

(53) Tous les travaux du professeur Pinel, médecin trop justement apprécié pour avoir besoin d'éloges.

Mais est-il utile de varier la chaleur de la douche,
et doit-on l'administrer, suivant les circonstances,
tempérée, chaude ou très-chaude?

Cette question trouve sa solution dans l'expérience;
et depuis plusieurs siècles qu'on opère des cures nouvelles, chaque année, en variant ainsi le degré de
chaleur de ces eaux, on doit se louer de cette pratique. Le mieux, dit-on, est l'ennemi du bien, et je
pourrois éloigner la plupart de ceux qui viennent à
Bourbon retrouver la santé, si, suivant les conseils
du docteur Brieude, je faisois prendre la douche
toujours à 47 ou 48° du therm. de Réaumur; (température de ces eaux parvenues promptement du réservoir
de la source dans les caveaux des douches.) En vain
objecteroit-on la volatilisation du calorique et le dépôt
d'une partie des substances minérales : l'une est nécessaire, et la continuité de leur cours prévient l'autre.

Comme l'action des médicamens en général varie
avec les individus qui les prennent, et nécessite une
administration relative à l'âge, au tempérament, etc.,
de même les douches, en irritant plus ou moins,
exercent une impression qui exige des modifications.

Tout le monde convient de la nécessité des différentes espèces de bains, le docteur Brieude lui-même;
pourquoi n'en seroit-il pas ainsi des douches?

C'est à cette opinion et à cette modification sagement réglée, que l'établissement de Bourbon doit ses
plus grands succès. L'homme mélancolique et jeune
n'y reçoit ordinairement que la douche tempérée ; le
bilieux, parvenu à un âge mûr, la chaude; et le phlegmatique ou le vieillard, la très-chaude : mais ces
principes géneraux sont subordonnés aux cas particuliers, où il faut agir avec plus ou moins de force,
et appeler seulement à la peau, ou exciter l'orgasme
vasculaire et irriter tous les organes.

Action de la douche descendante.

1. Tempérée, ou de 25 à 28°

2. Chaude, ou de 55 à 40°

3. Très-chaude.

Lorsqu'on prend la douche descendante tempérée, on éprouve une irritation légère qui d'abord fatigue, et à laquelle on finit par s'habituer. La peau rougit légèrement, les pores se dilatent, la boisson dont on vient de faire usage, et qui remplit encore les organes digestifs, est attirée vers le siége de l'irritation, elle transude, et tout le corps se trouve enveloppé d'eau. Mais ce dernier effet n'arrive le plus souvent que lorsque, sorti du lieu où on l'a reçue, on est resté quelque temps dans son lit.

La douche chaude agit plus promptement ; l'organe cutané irrité sans cesse, revient sans cesse sur lui-même ; sa contractilité, en s'augmentant, influe sur toute l'économie animale ; le calorique et les minéraux pénètrent à travers les pores et y sont comme autant d'aiguillons. Le sang circulant plus vîte, la chaleur animale se développe, augmente ; la respiration trop accélérée nécessite une suspension, et le malade couvert de sueurs n'oublie ses fatigues, que lorsqu'on en a suspendu la cause.

La douche très-chaude a une action encore plus violente : elle irrite dès son commencement la peau, le système vasculaire, et la fibre musculaire ; leur réaction est si prompte, que le calorique se dégage rapidement ; et les poumons comprimés, ne peuvent plus, pour ainsi dire, remplir leurs fonctions : souvent le malade est asphixié, et il faut lui faire respirer l'air atmosphérique pour le rendre à la vie. C'est ici que le médecin a besoin de l'expérience raisonnée pour diriger le traitement, et que sa hardiesse influe autant sur la guérison que sa prudence ; souvent il faut faire continuer, quelquefois suspendre, d'autres fois changer la douche. Plus ce remède est héroïque, plus il exige de surveillance dans son administration. Ce n'est qu'en variant le degré de sa chaleur, le diamètre de sa gerbe, la hauteur de sa chute et sa direction, qu'on en obtient d'heureux résultats. Rien n'est donc plus nécessaire, près des eaux, qu'un médecin qui, cherchant à inspirer à ses malades une grande confiance, est assez heureux pour la mériter.

Je ne dis rien des douches fraîche et froide ou de 15° jusqu'à o, c'est-à-dire, à la glace, leur administration n'exigeant rien de particulier, et se conformant aux règles ordinaires de la bonne pratique. Il suffit de savoir qu'elles sont souvent utiles, et que plus d'un maniaque, plus d'un variqueux, plus d'un rachitique, leur ont dû une entière guérison.

La douche ascendante est essentiellement tonique et détersive. En irritant la matrice, le vagin. le rectum, les sphincters et le périnée, parties qui la reçoivent ordinairement, elle y appelle le principe vital, et leurs mouvemens répétés se combinent avec les principes minéraux des eaux qui s'y fixent pour déterger, résoudre et fortifier. Comme la douche descendante, celle-ci s'administre à une température variée de o à 48°, ce qui modifie son action et ses effets.

La douche fumigatoire, le bain de vapeurs ou l'étuve, a une action variée et relative à son emploi en bain turc ou russe.

Dans le premier cas, cette douche est diaphorétique, incisive et résolutive; dans le second, elle est répercussive. Le malade qui se trouve environné de vapeurs abondantes, est stimulé, sent un ruisseau couler sur son corps; ruisseau dont le cours est plus prompt et plus abondant quelques minutes après, parce que l'eau qui sort par tous les pores, se réunit à celle qui a été suspendue en gaz.

On voit que cette douche diffère de la descendante ; car les principes volatils , tels que les gaz hydrogène sulfuré , acide carbonique , et l'huile volatile de conferve ou son savonule végétal, pénètrent seuls à travers les pores, et les autres ne font que s'appliquer à la surface de la peau. C'est là ce qui rend ces douches, comme je l'ai dit, diaphorétiques , incisives, résolutives, et assure leur efficacité dans les engorgemens chroniques , dans les maladies de la peau, et toutes les fois qu'on a besoin de ménager l'irritabilité et la sensibilité du sujet.

Le bain russe agit d'une manière opposée , et est uniquement répercussif. Il exige donc une grande circonspection dans son administration ; et s'il convient dans certains engorgemens, à quelques rachitiques, aux tempéramens lymphatiques , etc., il est presque toujours dangereux. Laissons aux Russes son usage habituel, et profitons-en seulement dans les cas où il est indiqué.

Action des boues. Les boues sont de vrais cataplasmes savonneux et ferrugineux. En indiquant leur nature, j'ai fait sentir leur utilité ; et le parti que je me propose d'en tirer, en l'augmentant encore, prouvera que c'est un remède souverainement tonique et résolutif (54).

Les eaux thermales de Bourbon - l'Archambault ont donc une action générale que l'administration modifie ; et s'il existe tant de moyens de le faire dans cet établissement , tout doit y concourir au rétablissement de la santé ; de - là leurs succès dans presque toutes les maladies chroniques ; succès confirmés par une longue expérience, et que feront connoître leurs effets.

---

(54) Il n'en est peut-être pas de plus utile dans les engorgemens lymphatiques.

SECTION III.

Effets des Eaux thermales et minérales de Bourbon-l'Archambault, et spécialement des eaux thermales, gazeuses et composées.

INTRODUCTION.

Non nisi eximiarum observationum præsidio instructâ mens sagax potissimam curandi methodum assequitur.

BAGLIVIUS.

Les maladies aiguës ont une marche si rapide et si difficile à suivre, qu'elles sont sans doute la source de toutes les erreurs médicales : ce sont elles qui ont créé les empiriques, les méthodistes, les animistes, les mécaniciens, les chimistes ; sectes qui, plus ou moins secondées par le hazard, ont eu toutes une réputation momentanée.

Les maladies chroniques, au contraire, ont toujours, par leur marche lente, écarté les systèmes et commandé l'empyrisme rationel : aussi la médecine leur doit-elle ses faits les plus heureux, ses plus belles observations, ses plus sages préceptes. Hippocrate, Sydenham, Baillou, Morgagny, Dumoulin, Petit, Bouvard, Bordeu, Tronchin et Stoll, étrangers à ces divisions scholastiques qui ont si long-temps éloigné de la médecine d'observations, ne pratiquoient et n'enseignoient qu'elle.

Eh ! qu'importe en effet la classification des maladies en sthéniques et asthéniques, universelles et locales ? Que leur fait la présence ou l'absence de l'oxigène, de l'hydrogène, du carbone, du phosphore et du soufre (55) ? Elles exigent une autre science, celle des lois de la nature vivante, qui par son inertie ou sa déviation cause toutes les affections pathologiques, tandis que son action bien dirigée réveille l'économie animale, rappelle le principe vital, et rend l'homme à lui-même et à la santé. Ce sont là les principes que nous donnent les Barthès, les Pinel ; le génie transcendant de l'un, franchissant tout obstacle, nous a montré la source de notre existence et ses moyens ; l'esprit judicieux de l'autre a su appliquer ses vues élevées à la science et à la pratique médicales, qui semblent renaître avec lui, et reprendre leur simplicité primitive.

Les maladies chroniques, dit-il (56), offrent une sphère immense, et pour les bien approfondir, il faut s'adonner à l'étude de celles qu'on a le plus souvent occasion d'observer. Ne sait-on pas que leur guérison s'opère quelquefois à l'aide de mouvemens fébriles très-prononcés, qui s'excitent spontanément ? Dans les affections invétérées des viscères, l'usage des eaux minérales n'a-t-il pas l'avantage de faire naître une fièvre de quelques jours ?

Avant Pinel, Bordeu s'étoit occupé de ces maladies, et en avoit tracé la marche. Elles ont, suivant lui, trois temps ; celui d'irritation ou de crudité, celui de maturité ou de coction, et celui de crise : leur siége ordinaire est dans les viscères du bas-ventre ; elles sont sympathiques ou idiopathiques, simples ou compliquées, curables, incurables ou

____

(55) L'abus des raisonnemens chimiques devient fréquent en médecine. *Bertholet*, Annales de chimie, t. 42, p. 393.

(56) *Pinel*, Nosographie philosophique, t. 2, p. 393.

douteuses ; dans les solides ; elles dépendent toujours d'un relachement ou d'un resserrement ; dans les fluides, elles sont dues à des vices particuliers, à la cacochymie des organes, et sont entretenues par eux. Toutes peuvent avoir pour cause des défauts d'équilibre, des flux pathologiques, et des anomalies nerveuses.

Peut-on mieux exprimer l'ensemble de ces maladies qui, si éloignées par leur traitement et leur durée des affections aiguës, s'en rapprochent tant du reste ? Comme elles, leur cours est régulier et marqué par des temps distincts ; mais le passage de l'un à l'autre est si lent, si insensible, qu'elles exigent la patience et le discernement de l'observateur. Les eaux thermales et minérales de Bourbon-l'Archambault, formant une partie essentielle de leur traitement (57), le médecin qui les administre

---

(57) *Josephi Lieutaud : Synopsis universæ praxeos medicæ*, t. 2. p. 724. Aquæ Borbonienses-Archimbaldicæ, etc intinsissimo calore diù ipsis inhærente insigniuntur ; sapore bituminosæ videntur ; sed ubi refrigerantur, levem quasi aciditatem præ se ferunt, etc. obstructiones præsertim hepatis reserant, diuresim movent ; nec vi stomachicâ et roborante destituuntur. Quà propter ictericis et calculosis succurrunt, valent in læsâ nervorum actione, vomitum et diarrhæam compescunt, stomachum que à pravis succis inibi nidulantibus liberant : propinantur à librâ unâ ad quatuor, haud affatim hauriri debent, ne vomitum accersant.

Latissimus est eorum usus sub formâ Balnei, irrigationis ab alto et luti ; atque inter efficacissima roborantia et resolventia externa celebrantur : ideo conducunt in paralysi sive ab apoplexiâ ortum trahat, sive sit doloris cujuscumque colici soboles : tremori et membrorum debilitati medentur ; valent in rhumatismo, postremò egregiam opem ferunt ad delendas reliquias contusionum et vulnerum, distorsionum, luxationum et fracturârum.

en a des exemples multipliés sous les yeux. J'en citerai quelques-uns, pour ajouter aux preuves que l'on a déja de leur efficacité : ils annonceront l'indication positive de ce remède, confirmée par l'expérience, et leur fidélité tiendra lieu d'une théorie déplacée dans un ouvrage qui n'est point un traité complet de maladies chroniques.

La meilleure manière de juger de l'efficacité d'un remède quelconque, c'est, à mon avis, de compter les malades qui en ont été guéris ou qui en ont éprouvé de mauvais effets. Le temps a confirmé cet axiôme du docteur Brieude, et les progrès des sciences ne le détruiront pas.

L'utilité des eaux de Bourbon-l'Archambault est aussi démontrée dans beaucoup de maladies externes ; je les ferai également connoître ; et cette partie essentielle de la médecine qui honore le nom françois, depuis qu'elle a eu pour professeurs les Ambroise Paré, les Petit, les Pouteau, les Desault, les Sabathier, les Pelletan, les Boyer, etc., la chirurgie verra qu'il est souvent ici pour elle des moyens de guérison.

C L A S S E Ire (58).

CHAPITRE Ier

Ordres II et III. — Genres VI, VII, VIII.

Fièvres intermittentes et remittentes meningo-gastriques et adéno-méningées.

Il est des fièvres de cette espèce dont la cure difficile et laborieuse exige un traitement long, et qui, malgré sa régularité, se terminent par une atonie générale, mais plus grande aux extrémités qu'ail-

____

(58) Je suivrai l'ordre nosographique de Pinel.

leurs. Les fièvres tierces et quartes en offrent les exemples les plus fréquens ; on les voit résister long-temps à tous les fébrifuges ; et lorsque la nature épuisée semble contr'indiquer tous les remèdes , les eaux thermales et minérales viennent à son secours.

La boisson des eaux ferrugineuses salines et gazeuses de la fontaine de Jonas ; celle des eaux acidules ferrugineuses de Saint-Pardoux ; les bains d'eau thermale de Bourbon-l'Archambault ; leurs douches descendantes, s'il y a commencement de paralysie ; ces moyens, secondés par un bon régime , un exercice modéré et quelques purgatifs salins , rendent souvent à la santé ceux qui sembloient l'avoir perdue pour toujours.

J. M. Meige, âgé de 34 ans, d'un tempérament bilieux, étoit attaqué d'une fièvre quarte. Sa peau jaune, sèche et livide étoit sans ressort ; ses organes digestifs, incapables de cette fonction, renouveloient sans cesse les accidens résultant de leur plénitude ; son ventre météorisé et douloureux, son pouls petit et concentré , sa face hippocratique , l'œdématie de ses extrémités inférieures et une foiblesse générale, annonçoient la fin critique de cette maladie, qui , depuis trois ans, résistoit à tous les moyens employés pour la combattre.

Appelé alors près de ce malheureux , je dissipai les accidens les plus alarmans, par quelques évacuations alvines ; et immédiatement après, je mis en usage les bains d'eau thermale, les boissons d'eau minérale aiguisées avec des sels neutres ; je prescrivis quelques cordiaux (59), un régime analogue , et bientôt tout

Observation
1.re

---

(59) Il est des remèdes qu'indiquent les circonstances, et dont je supprimerai les détails fastidieux , dans tout le cours de ses observations-pratiques.

changea. L'estomac fortifié évita aux intestins un travail trop pénible; ils agirent de concert, et firent entrevoir une amélioration qui ne tarda pas à s'effectuer.

Le système vasculaire reprit sa tonicité; la peau, sa contractilité; ses pores s'ouvrirent, et une transpiration insensible la dépouillant de la croûte terreuse qui l'enveloppoit, lui rendit sa couleur naturelle; l'irritabilité s'accrut aussi dans la fibre musculaire; la fièvre cessa, et avec elle l'œdématie, les coliques et toutes les autres complications.

Depuis deux ans, J. M. Meige n'a rien éprouvé qui pût faire craindre le retour de cette dangereuse maladie.

Observ. 2.   J. Rabyt, de l'Urcy, âgé de 37 ans, d'un tempérament bilieux, joignoit aux accidens précédens, qui avoient la même cause, une paralysie incomplète des extrémités. L'administration de la douche a été ajoutée au même traitement, et j'ai obtenu le même succès.

CLASSE II.

CHAPITRE II.

Ordre 1. — Genre XIX.

Catarre de la vessie.

Le catarre de la vessie est plus souvent symptomatique qu'essentiel, la vessie trouvant rarement en elle la cause de cette évacuation muqueuse, et ses follécules glanduleux ne pouvant y donner lieu que par une cause irritante, comme un calcul ou des graviers, qui en augmentent l'excrétion. Les affections rhumatismales me paroissent l'origine habituelle de cette maladie, et je crois qu'on n'apprécie pas assez leur influence. On observe que les vieillards, les enfans calculeux, et presque tous ceux qui éprouvent des douleurs rhumatismales, ont des catarres de la vessie. N'est-ce pas cette humeur qui ralentit l'action des reins et des urètres, et détermine la formation des graviers qui, fatigant par leur séjour la membrane vésicale interne, causent tous les accidens subséquens ? il en est ainsi ordinairement, et rien de plus rare qu'un catarre de la vessie essentiel ou aigu.

De-là l'indication presqu'absolue des eaux de Bourbon-l'Archambault, en boisson, en bains et même en douches descendantes, dans cette affection des voies urinaires. Elles y passent comme un torrent; et, entraînant avec elles tous les obstacles, elles nettoyent les organes, leur rendent la force nécessaire à leurs fonctions, et en assurent l'exécution prompte et régulière.

Ch. G***, d'Auxerre, (Yonne), âgé de 60 ans, d'un tempérament pituiteux, éprouva quelques accès de fièvre et ressentit ensuite de vives douleurs à la région lombaire, qui diminuèrent par l'issue de quelques graviers; mais ses urines restèrent mucilagineuses, leur cours augmenta, et cet état l'inquiéta. Je lui administrai pendant deux mois les eaux thermales en boisson et en bains ; je le purgeai avec des minoratifs doux ; ses urines reprirent leur couleur et leur limpidité ; il avoit d'abord rendu quelques graviers, il n'en parut plus, et tous ses maux se dissipèrent. il eût été sage cependant de prendre quelques douches; mais le malade se croyoit guéri, et ne vouloit pas autre chose.

Observ. 5.

CHAPITRE III.

Genre XX.

Gonorrhée ou Blènnorrhagie.

Les gonorrhées, cet écoulement de la membrane de l'urètre accru par son état pathologique, sont bénignes, ou virulentes. Les unes ne demandent pour guérir que le temps et les moyens prophilactiques généraux ; les autres accompagnent ou précèdent des accidens syphillitiques qui nécessitent les anti-vénériens ; toutes dégénèrent quelquefois, deviennent chroniques, et c'est alors seulement que leur cure s'opère ici.

L'irritation est calmée ainsi que ses accidens ; il ne reste qu'un relâchement local qui entretient un suintement blanc et visqueux. Astruc, Hunter, Swediaur, Nisbett, etc., ont cru en trouver le remède dans les astringens pris intérieurement et en injections, dans l'application des vésicatoires sur le périnée ; mais leur action se trouve réunie dans la boisson des eaux minérales de Bourbon, dans les douches ascendantes de ses sources thermales, et leur administration est plus simple et plus utile.

Observ. 4. P. M***, d'un tempérament bilieux, âgé de 33 ans, avoit depuis dix-huit mois une gonorrhée qui, d'abord virulente, étoit ensuite devenue bénigne par un traitement méthodique. L'ennui de ne pouvoir calmer cet écoulement, influoit sur ce jeune homme, et le rendoit mélancolique. Désespéré d'avoir inutilement employé les délayans, les mercuriels en purgatifs et en frictions, les sudorifiques et les rubéfians, il vint me consulter. Je mis fin à ce traitement, et je lui substituai les eaux ferrugineuses de Jonas en boisson et en injections , les eaux thermales à une chaleur de 25 à 40° en douches ascendantes , quelques pillules de Beloste , un régime tonique et un exercice modéré.

Le flux gonorrhoïque diminua , et avec lui les maux d'estomac qui l'accompagnoient ; l'esprit se tranquillisa , et chaque jour amenant un mieux nouveau , quarante jours suffirent pour compléter la guérison.

Il est donc prouvé que ces eaux conviennent dans les gonorrhées anciennes et entretenues par une atonie locale.

CHAPITRE IV.

Genre XXI.

Leucorrhée.

Tout le monde , dit Pinel , parle avec assurance de fleurs blanches , ou fourmille de secrets et de recettes pour les guérir , ou plutôt pour leurs substituer d'autres maux plus à craindre. Mais quel est le vrai siége de cette maladie ? A quelles autres affections peut-on l'assimiler ? Veut-on établir une barrière entre l'empyrisme et l'exercice raisonnée de la médecine ? le moyen est sûr et facile ; c'est de prendre pour fondement des observations exactes et rigoureuses , ou des connoissances précises , soit de l'anatomie , soit des fonctions organiques des parties.

La leucorrhée est vraiment , comme l'appelle Baillou , un rhume de l'utérus : elle est de deux espèces qui indiquent un traitement différent ; l'une générale , a été surnommée par Pigeon *l'américaine* , et l'autre est locale.

Leucorrhée générale.

Les femmes affectées de la première sont pâles, tristes, et dans un état de langueur et d'anorexie : chez elles la mélancolie détermine l'atonie physique, et prescrit les toniques internes et externes, les boissons stimulantes, et les purgatifs repétés, moyens que Galien assure lui avoir réussi ; mais ce n'est rien que d'attaquer les effets, il faut détruire la cause, et que la gaieté succède à la tristesse. J'ai remarqué l'efficacité de ce moyen, et je le présente comme un de ceux qui ont le plus contribué à favoriser l'action des eaux. Celles-ci doivent s'administrer en boisson, en bains et en douches ; on ne sauroit trop multiplier leur usage, toujours avantageux aux jeunes femmes, rarement utile à celles d'un âge plus avancé.

Observ. 5. Mme B. C.***, de Noyon, âgée de 22 ans, d'un tempérament mélancolique, se plaignoit depuis longtemps d'une leuchorrée qui rendoit sa vie aussi triste que fatigante : des chagrins domestiques avoient précédé ses pertes, et leur abondance causoit des maux d'estomac insupportables, une fièvre lente nerveuse, et une sécheresse extrême. En vain avoit-elle suivi les conseils de plusieurs médecins ; ses maux augmentoient, et son esprit frappé, ne trouvant plus de consolation autour d'elle, vint en chercher ici.

L'humeur qui couloit étoit âcre, irritante et abondante ; les fonctions digestives s'exécutoient mal, et l'ennui qui accompagnoit partout cette jeune femme la faisoit déjà douter du succès de son voyage. La boisson des eaux de Saint-Pardoux, des bains frais des étuves à 28 ou 30°, des amers, des purgatifs astringens, une nourriture mixte, de l'exercice et de la dissipation, commencèrent le traitement ; les douches descendantes et ascendantes à une chaleur douce le continuèrent , quelques savonneux et des lotions d'eau ferrugineuse , répétées plusieurs fois par jour , le terminèrent. Il avoit duré deux mois , et le temps a confirmé cette guérison. Les mêmes moyens ont échoué chez des femmes d'un âge mûr ou très-avancé.

Il n'en est pas ainsi dans la seconde espèce de leucorrhée qui , étant locale , exige un autre traitement.

Leucorrhée locale.

Elle dépend , on le sait , d'un vice des parties de la génération , causé par des accouchemens laborieux, l'abus des plaisirs de l'amour, des fausses couches , la cessation de l'évacuation périodique , les engorgemens de la matrice ou des ovaires. Je ne puis mieux la comparer qu'à la gonorrhée. Dans l'une et l'autre, il y a irritation dans le principe , relâchement à la fin , et ce dernier état exige des moyens toniques et excitans qu'on trouve réunis dans les lotions d'eau ferrugineuse de la fontaine de Jonas , dans la boisson , et dans les douches d'eau thermale.   Observ. 6.

Mme F***, de Saumur, agée de 38 ans, d'un tempérament sanguin, eut, après un accouchement laborieux, des pertes rouges abondantes. A ces pertes, en succédèrent, quelques mois après, de blanches; la malade s'affoiblit, eut des douleurs entre les épaules, une toux sèche, et tomba dans le marasme. On lui fit prendre des toniques, des bains domestiques, sans améliorer sa santé. Elle vint ici, fit usage des eaux, fut soulagée; y revint, se crut guérie, et le fut réellement après son troisieme voyage. On voit que ces cures ne peuvent être l'ouvrage d'un jour;

les organes de la génération ne reprennent qu'insensiblement leur irritabilité et leur sensibilité : leurs vaisseaux ne deviennent qu'avec le temps propres à l'exercice régulier de leurs fonctions.

Aujourd'hui que les moyens d'administration sont multipliés à Bourbon-l'Archambault, on appréciera les effets de la douche ascendante dans les maladies organiques des femmes, qui sembloient l'écueil de la Médecine.

CHAPITRE V.

Ordre IV.

Phlegmasies des muscles.

Genre LIX.

Rhumatisme.

Le rhumatisme est une des maladies que l'on a le moins observé : les uns croient son siége dans les muscles seuls, les autres le confondent avec la goutte; Pinel lui-même paroît l'avoir vu rarement dans ses différens états; car, sans cela, il en eût établi autrement les espèces. C'est aux sources thermales que se rendent la plupart de ceux qui ont des rhumatismes, c'est là où on peut le mieux les examiner. A Bourbon, j'ai chaque année plus de cent malades qui en sont attaqués; et le succès constant de leur traitement, m'a engagé à suivre leur marche Je les distingue en aigus et en chroniques, et ceux-ci en essentiels et goutteux, qui se compliquent également des virus syphillitique, scrophuleux, scorbutique et psorique.

Le rhumatisme aigu a son siége dans la fibre musculaire ; ce n'est qu'en se propageant qu'il attaque la fibre blanche et toutes les membranes voisines ; qu'il y ralentit la circulation, et donne lieu à des concrétions lymphatiques et osseuses, au *rhumatisme chronique*, dont les bornes établissent les modifications et constituent les deux espèces : l'essentiel, et le goutteux. Quant à toutes les autres, elles y rentrent naturellement, puisqu'elles ne dépendent que de la compression exercée par les muscles sur les nerfs voisins. Ainsi, dans le lumbago les nerfs lombaires comprimés par les muscles extenseurs de la colonne vertébrale, causent quelquefois la paralysie des extrémités inférieures, toujours des douleurs qu'on ne diminue qu'en fléchissant le tronc ; et dans la sciatique, la compression du nerf de ce nom entretient des douleurs qui ne cessent qu'avec elle.

Cette opinion s'accorde avec les faits et le raisonnement.

Si le rhumatisme a pour cause ordinaire une répercussion de transpiration par l'impression du froid et de l'humidité, on sent que toutes les cellules du tissu cellulaire qui communiquent immédiatement avec la peau affectée, doivent se resserrer sur elles-mêmes, les vaisseaux sanguins et lymphatiques doivent perdre leur action systaltique ; et pour peu que cela dure, et qu'il y ait prédisposition aux engorgemens, bientôt il doit s'en manifester dans les parties où la circulation est la plus lente, les tendons, les capsules articulaires ; et comme celles-ci entourent les vaisseaux qui pénètrent dans les petits os dont le corps est compact, les extrémités très-spongieuses, il doit en résulter une accumulation des sucs les plus épais, et un gonflement tel que les extrémités articulaires se soudent par une anchilose complète. Le système gastrique est aussi plus affecté qu'on ne le pense dans cette occasion, et c'est peut-être lui qui cause les plus grands accidens.

Je puis donc dire que le rhumatisme est une maladie dont les progrès établissent les différences ; qu'il est aigu dans le premier temps, chronique essentiel dans le second, et goutteux dans le dernier.

C'est par les délayans et les antiphlogistiques qu'on guérit le premier ; les deux derniers exigent un autre traitement, dont la base doit être l'usage des eaux thermales, et surtout de celles de Bourbon-l'Archambault.

I.

Rhumatisme chronique essentiel.

Des douleurs plus ou moins vives, et occupant la région lombaire, les épaules ou le trajet du nerf sciatique ; douleurs qui augmentent chaque fois que le temps va changer par la variété du poids de l'air atmosphérique ; qui quelquefois sont suivies de l'issue de graviers, et terminées momentanément par elles ; enfin qui s'aggravent au point de causer des accès de fièvres, des tumeurs lymphatiques et une mélancolie habituelle, tels sont les caractères du rhumatisme essentiel. Il attaque le plus souvent les bilieux, quelquefois les sanguins, et la jeunesse n'en est pas plus exempte que l'âge mûr. Sa cause étant une répercussion de la transpiration ou d'un virus, ses effets une atonie partielle, un engorgement local, il ne faut que stimuler et ouvrir les pores, pour rendre au système vasculaire son action, à la fibre musculaire son irritabilité, à l'économie animale ses habitudes. Eh ! quoi de plus avantageux que les eaux thermales en bains, en douches descendantes, en étuves, que leur mélange aux eaux ferrugineuses le matin à jeûn , et que la boisson de celles-ci mêlées au vin pendant les repas.

M. de *** vint à Bourbon le 8 messidor an 10. Son tempérament éminemment sanguin , sa constitution athlétique , sa santé que sembloient avoir peu altéré 55 ans d'âge , et les fatigues inséparables d'une vie consacrée à de longs voyages et au service militaire de plusieurs puissances , me frappèrent : mais ces apparences étoient trompeuses , et il éprouvoit des douleurs très-vives dans les extrémités , habituelles dans la région lombaire , et suivies chaque matin de l'issue d'un sable rouge et graveleux.

On lui avoit conseillé à Paris l'eau de Pougues en boisson ; il ne put la supporter , parce qu'elle renouveloit des accès de pyrosis auxquels il étoit sujet. Toute autre eau minérale ne lui convenant pas mieux , quelques verres d'une infusion théiforme de camomille ou de valériane lui en tinrent lieu , et le préparèrent chaque matin à l'administration des eaux thermales en bains tempérés et en douches descendantes à une chaleur augmentée jusqu'à 45° , de manière à faire du caveau une véritable étuve où il suoit en se disposant à en sortir.

Les cinq premiers jours n'offrirent rien de particulier ; la transpiration s'établit , les fonctions s'exécutèrent mieux.

Le sixième , l'atmosphère étant humide , le malade s'enrhuma , eut une toux sèche et une fièvre éphèmère. La nuit fut orageuse ; et le lendemain , malgré une diète sévère , une boisson béchique et miellée , la langue étoit sèche , le pouls élevé et dur. Cet état s'améliora le soir ; il y eut des sueurs abondantes , le relâchement s'opéra , le pouls s'amollit , la face fut moins colorée , la langue blanchit , et je terminai

Observ. 7.

cette crise en provoquant une évacuation alvine. Des bains tempérés et mélangés d'eau douce et d'eau thermale, un régime doux et humectant fixèrent ce changement heureux, et le traitement des eaux recommença. Je savois que les organes les plus foibles étoient ceux de la respiration, que la partie la plus malade étoit la région lombaire, que l'estomac exigeoit des ménagemens. Profitant de ces observations, je déterminai une grande transpiration, je facilitai la digestion, je diminuai le cours des urines, et elles ne furent plus mêlées de graviers.

M. de*** retourna à Paris, et ne tarda pas à y ressentir les effets violens des remèdes que je lui avois administrés.

Ses douleurs furent plus vives ; son état, celui d'une irritation extrême ; et loin de s'applaudir du succès des eaux, il se repentoit de leur usage ; mais le calme succéda à l'orage ; et le rétablissement de sa santé, l'absence de toute douleur depuis plus d'un an, prouve combien elles lui ont été utiles.

Observ. 8.   F. Bouillon, de Sainte-Gemme (Indre), âgé de 36 ans, d'un tempérament bilieux, éprouvoit depuis longtemps des douleurs rhumatismales qui le détournoient de toute espèce de travail. Son corps à demi fléchi, sa marche difficile et lente annonçoient sa maladie, et l'espoir d'y mettre fin l'amena ici en l'an 11.

Quelques bains et un minoratif le préparèrent à l'action des douches descendantes et fumigatoires, que je modérai par des bains tempérés et l'application réitérée des cornets sur les parties les plus douloureuses. Peu-à-peu il se redressa, marcha aisément, sans appui, et sa guérison fut radicale cinq semaines après son arrivée.

I I.

Rhumatisme chronique goutteux.

Le rhumatisme chronique goutteux diffère du chronique essentiel par son siége et par ses accidens ; mais il n'en est, comme je l'ai dit, que la continuation : l'un n'occupe que la fibre musculaire et tendineuse ou aponévrotique ; l'autre s'étend aux membranes capsulaires et aux os spongieux : le premier n'est accompagné que d'affection des voies urinaires, de douleurs, de foiblesse et d'engorgemens lymphatiques ou celluleux ; le second en offre de durs et osseux, affecte le système hépathique, et est fréquent chez les femmes, même jeunes. Peut-être un jour verra-t-on mieux l'analogie de l'un avec les reins, de l'autre avec le foie, la veine porte et les conduits biliaires. Je puis également faire remarquer aujourd'hui que tous les hommes attaqués de rhumatisme goutteux, ont une affection hémorroïdaire ; que toutes les femmes ont cette affection ou un vice utérin, et que c'est là ce qui marque l'indication constante des eaux de Bourbon l'Archambault dans cette maladie, où il y a en même temps atonie et engorgement du système lymphatique J'y distinguerai cependant deux états : l'un où il n'existe qu'une disposition à l'anchilose, l'autre où elle est complète ; nous triomphons toujours du premier, très - rarement du second : qu'un espoir trompeur ne fasse donc jamais différer l'usage de ce remède !

M. de*** fut attaqué, pendant l'an 8, d'un rhumatisme goutteux déterminé par des voyages où plus d'une fois il avoit eu à braver l'intempérie des saisons. Au commencement de l'an 9, il éprouva de nouvelles douleurs dans les articulations des extré-

Observ. 9.

mités supérieures et inférieures, particulièrement dans celles des os du carpe et du métacarpe, du tarse et du métatarse. Son médecin, après avoir calmé les symptômes les plus graves, proposa l'usage des eaux, et voulut bien me consulter sur leur avantage.

Un tempérament phlegmatique, une pléthore sanguine fictive et dépendant du défaut de ressort de la fibre, un flux hémorroïdaire irrégulier, avoient prédisposé le malade à son état actuel ; ses forces physiques sembloient anéanties dans l'âge (45 ans) où souvent on en a le plus ; et de grands travaux, quelques remèdes indiscrets, l'avoient épuisé au point que son courage seul le soutenoit.

A son arrivée à Bourbon-l'Archambault, au mois de messidor an 9, son teint jaune et livide, la laxité de sa peau, l'état variqueux de tous ses vaisseaux, l'irrégularité de l'évacuation hémorroïdaire, l'existence de plusieurs tumeurs lymphatiques à la plante des pieds qui rendoient sa marche pénible et lente, les douleurs des articulations, la difficulté de leurs mouvemens, la constipation et l'insomnie habituelles, me firent sentir les obstacles que j'avois à vaincre. Je ne m'étonnai pas du contraste apparent d'un tempérament phlegmatique avec la pléthore sanguine ; j'en conclus que la secrétion de la bile étoit rare ; que le sang qui eût dû la former affluoit dans les vaisseaux des extrémités, et que la veine porte se dégorgeoit par les hémorroïdaires. De-là l'élévation du pouls, etc., et l'irritabilité, compagne de la foiblesse.

Fortifier les organes digestifs, et augmenter avec leurs moyens la secrétion de la bile ; régulariser le flux hémorroïdaire ; appeler à la peau, et, par une heureuse irritation, lui rendre son ressort, ainsi qu'au système absorbant ; telles étoient les indications générales, et, en les remplissant, tous les désordres devoient cesser, et la santé se rétablir.

La boisson des eaux de Vichy, dites de la grande Grille, le matin à jeûn, à la dose de 3 ou 4 livres; celle de notre eau ferrugineuse pendant le reste de la journée, et surtout aux repas, mêlée avec du vin; un bain d'eau thermale pris le matin et de trois quarts d'heure à une heure et demie de durée; des lavemens émolliens, un régime mixte et tonique, et un exercice modéré à pied et à cheval, commencèrent le traitement.

La peau changeant de couleur devint vermeille; il s'y établit une douce transpiration, le ventre s'ouvrit, le pouls fut développé et moins dur, le flux hémorroïdal reparut, le sommeil revint, la chaleur de 38° nécessaire au malade les premiers jours qu'il se baignoit, fut diminuée peu-à-peu, et sa sensibilité augmenta au point qu'une température de 24 à 25° lui fut agréable : j'y joignis alors l'administration de la douche descendante à une chaleur augmentée jusqu'à 48°; je la fis diriger sur tout le corps pendant une heure en deux fois, précédées chacune par le bain tempéré, et je veillai à ce que les parties tuméfiées et douloureuses la reçussent le plus longtemps et à la chaleur la plus forte. L'organe cutané parut se revivifier, le flux hémorroïdaire s'établir, les tumeurs s'amollir, les mouvemens des extrémités devenir plus libres, les fonctions s'exécuter assez régulièrement; mais le ventre étoit encore paresseux, l'insomnie augmentoit.

Une potion purgative vida le conduit intestinal; et sans égard à l'irritation existante, je continuai pendant près d'un mois le traitement, le modifiant seulement suivant les circonstances. A cette époque, tout annonça son succès, mais il n'étoit pas encore certain ; il falloit attendre les effets encore cachés de l'action des eaux. Six semaines après, ils furent manifestes : les organes digestifs remplirent bien leurs fonctions ; la peau eut sa couleur et sa contractilité naturelles ; les tumeurs s'effacèrent, la marche devint facile, les hémorroïdes coulèrent de temps en temps, le sommeil revint, les douleurs cessèrent, et il ne resta que de la gène dans les mouvemens des mains.

Le retour de M. de***, en l'an 10, dissipa cet accident, et me permit d'augmenter, par la boisson de quelques bouteilles d'eau de Saint-Pardoux, le flux qui lui est si nécessaire.

Aujourd'hui il a oublié ses maux, et jouit des bienfaits de son traitement.

Observ. 10.   Florent Guyot, de Saint Pourçain, âgé de 38 ans, d'un tempérament bilieux, éprouvoit, depuis plusieurs années, des douleurs de rhumatisme goutteux si violentes, que son corps à demi fléchi, ses pieds tuméfiés, ses extrémités presque paralysées, et des coliques habituelles, le condamnoient souvent à garder le lit, et rendoient son existence à charge à sa famille, ennuyeuse pour lui - même. Le traitement le plus sage n'avoit pu améliorer sa situation., et celui qui le dirigeoit finit par me l'adresser.

L'usage des eaux ferrugineuses de la fontaine de Jonas, mêlées au vin pendant les repas et à l'eau thermale le matin à jeûn, aiguisées de temps en temps avec des purgatifs salins, des bains, des douches descendantes et un régime tonique, calmèrent peu-à-peu les symptômes graves, et permirent au malade de se tenir droit.

La continuité de ce traitement pendant 70 jours, a dissipé les coliques, les engorgemens ; a déterminé un flux hémorroïdal ; et aujourd'hui la santé de F. Guyot lui permet de remplir ses fonctions de gendarme, suspendues pendant tout le cours de sa maladie.

Que ne sommes-nous aussi heureux dans le second état du rhumatisme goutteux, ou lorsqu'il y a anchilose complète !

J'ai vu ici, les années précédentes, François le Torcet, de Dourdan, près Paris, dont toutes les articulations étoient presque entièrement anchilosées : il ne pouvoit étendre ni les extrémités supérieures, ni les inférieures ; son tronc étoit roide ; et les seules articulations libres, étoient celles de l'occipital avec la première vertèbre cervicale, de celle-ci avec la seconde. Ses douleurs ont cessé ; il a exécuté des mouvemens incomplets, mais son état a plutôt paru se fixer que s'améliorer.

On doit donc avoir recours aux eaux de Bourbon-l'Archambault dans les rhumatismes essentiels et goutteux ; mais on ne peut s'attendre ni au retour du mouvement, ni à la résolution dans les anchiloses complètes ou parfaites.

CLASSE III.

CHAPITRE VI.

Hémorragies actives.

Ordre I.ᵉʳ — Genre LXII.

Flux hémorroïdal excessif et irrégulier.

Le flux hémorroïdal excessif ne tarde pas à se compliquer d'accidens qui engagent à venir aux eaux. Tout le monde connoît la dissertation : *De hemorroïdariorum prudenti therapiâ per acidulas et thermas*, et le suffrage de Pinel prouve le cas qu'il faut en faire. L'école de Stahl a trop généralisé l'action hémorroïdaire; mais elle a appris son influence: l'expérience démontre le parti qu'on en tire, et c'est aux eaux qu'on apprécie le mieux les relations de ce flux avec tout le système gastrique. J'ai vu ici peu de malades qui en fussent exempts, et presque tous lui ont dû leur santé.

Bordeu distingue les hémorroïdes en systématiques et critiques : suivant lui, il faut guérir les unes, favoriser les autres. Cette doctrine s'accorde peu avec l'observation, qui n'offre de dilatation variqueuse et hémorroïdaire symptomatique, que dans les tumeurs du rectum, de la matrice, de la vessie, et lorsque ces viscères contiennent des corps étrangers· Or, que feroit alors le traitement symptomatique ? ne seroit-il pas illusoire ? C'est la cause qu'il faut détruire : *sublatâ causâ, tollitur effectus.*

Les hémorroïdes critiques, au contraire, sont très-communes, et sollicitent presque toujours les secours de la médecine, pour assurer la régularité de leur flux. Le bilieux, le mélancolique, le phlegmatique, y sont sujets, et leur existence est un bienfait de la nature qu'on doit apprécier. Que de médecins croient avec Stahl que ce flux régulier préviendroit toutes les maladies chroniques du bas-ventre !

Mais cette régularité, l'objet de leurs vœux, est rare, et souvent il y a excès ou défaut; souvent l'un et l'autre se précèdent et se suivent alternativement, et dépendent d'une atonie générale qui indique l'usage des eaux ferrugineuses et acidules ferrugineuses en boisson, thermales en bains frais et en douches descendantes tempérées.

M. de S. E***, de Guéret (Creuse), âgé de 53 Observ. 12. ans, d'un tempérament mélancolique, avoit depuis longtemps un flux hémorroïdal qu'augmentoit l'exercice habituel du cheval, et dont la suppression momentanée avoit donné lieu à une éruption dartreuse.

Il vint ici en 1786, et l'usage des eaux, dirigé par mon père, détruisit cet accident, en réglant le flux hémorroïdal.

Les chagrins qu'il éprouva dans le cours orageux de la révolution, le mauvais régime qu'il fut forcé de suivre, tout contribua à rappeler ses maux et à les aggraver. Son visage se décolora, son corps s'atrophia, son ventre se météorisa et fut douloureux, ses dartres reparurent, ses vaisseaux hémorroïdaux s'engorgèrent ou fluèrent avec excès et irrégularité, ses organes intellectuels s'affoiblirent, et une véritable hypocondrie s'empara de lui.

C'est dans cet état, qui le rendoit méconnoissable, qu'il vint à Bourbon-l'Archambault en l'an 9.

L'application des sangsues à la marge de l'anus répétée de temps en temps, beaucoup de savonneux, surtout en sucs d'herbes, la boisson de l'eau ferrugineuse coupée le matin avec une infusion de fleurs de tilleul et de valériane, des bains généraux et frais d'eau thermale, des bains de pied tempérés, quelques laxatifs, une nourriture succulente et l'éloignement de toute affaire domestique, diminuèrent l'àcreté de l'humeur dartreuse et ses démangeaisons, changèrent la nature de cette éruption, réglèrent le flux hémorroïdal, rétablirent les fonctions digestives et intellectuelles, et ramenèrent la gaieté, compagne de la santé chez les mélancoliques.

M. de S. E*** jouit depuis deux ans de ce bienfait, et quelques précautions suffisent pour en assurer la durée.

CHAPITRE VII.

Ordre II. — Genres LXIII et LXIV.

Excès, défaut, retard du flux menstruel, et cessation de ses périodes.

La nature, en destinant la femme à reproduire l'espèce humaine, lui en a ménagé les moyens, et a voulu qu'ils fussent à-la-fois la source de sa santé et de ses plaisirs. Les organes de la génération rempliroient toujours ce but, si rien ne changeoit leur direction; mais l'éducation, le genre de vie et les excès, en troublant l'ordre habituel, retardent l'évacuation périodique, l'augmentent ou la terminent dans l'âge où elle est encore nécessaire; et de là toutes les maladies de ce sexe : aussi le docteur Evrard ne pouvoit-il choisir une épigraphe plus heureuse que celle qu'il a mise à son Essai sur la santé des filles nubiles : *Thesaurum habent in vasis frugilibus* (60).

Dans la constitution actuelle de l'espèce humaine, dit Roussel (61), la femme est sujette à un écoulement de sang qui vient exactement chaque mois, et dont les retours périodiques sont depuis la puberté, c'est à-dire, depuis l'âge de 14 à 15 ans, jusqu'à celui de 45 à 50, une fonction caractéristique et nécessaire au sexe, à laquelle toutes les autres fonctions sont subordonnées. Pendant cet intervalle de la vie, cet écoulement est dans la femme le signe, et, pour ainsi dire, la mesure de la santé. Selon lui, la beauté ne naît point ou s'efface, l'ordre des mouvemens vitaux s'altère, l'ame tombe dans la langueur, et le corps dans le dépérissement.

Le flux menstruel est donc nécessaire ; il rend propre à la conception, et son apparition et sa fin sont les deux époques critiques de la vie des femmes.

I.

De la chlorose, ou des pâles couleurs.

Lorsque ce flux a de la peine à se manifester, lorsqu'il se supprime spontanément ou après un cours immodéré, on voit naitre la chlorose ou les pâles couleurs. Cette fièvre abdominale de Bordeu parcourt ses temps plus ou moins vite, et rarement demande à être secondée avant le dernier ou la crise. La tension douloureuse de l'abdomen et de la région lombaire, les maux de tête et d'estomac, la mélancolie, sont ses

---

(60) *Evrard*, Essai sur la santé des filles nubiles. Grenoble, 1776.

(61) *Roussel*, Système physique et moral de la Femme.

caractères ; et les jeunes filles ou les femmes qui en sont attaquées , n'ont autre chose à faire que de s'armer de patience : le régime et le temps amènent l'instant où la médecine reprend son empire. Cet instant est celui où l'irritation calmée, il ne reste plus qu'une déviation du principe vital sur l'utérus; et c'est alors qu'il faut employer des toniques tempérés par des savonneux, et des révulsifs qui , appelant du centre à la circonférence, rétablissent l'equilibre dans tous les systèmes organiques , et leur rendent l'harmonie nécessaire à leurs fonctions : s'il est un remède capable de remplir ces indications, ce sont des eaux ferrugineuses et acidules ferrugineuses en boisson, thermales en bains et en douches à une chaleur de 25 à 30°. Chaque année m'en offre la preuve ; et parmi mille exemples compliqués, je choisirai le plus simple.

Observ. 13. A. P***, de Nantes (Loire - Inférieure), âgée de 17 ans, avoit depuis deux ans des coliques utérines, des maux d'estomac, un écoulement blanc et séreux, une tension douloureuse du bas-ventre, une fièvre lente et nerveuse; sa figure étoit décolorée, ses jambes tuméfiées, sa démarche incertaine ; son état devenant de plus en plus ennuyeux pour elle, alarmant pour sa famille, on la conduisit à Bourbon.

La boisson de l'eau de Saint-Pardoux seule et, à la dose de 2 ou 3 livres le matin à jeûn , mêlée au vin pendant les repas, l'administration des bains et des douches tempérés, quelques cordiaux, un régime animal et un peu d'exercice, ne tardèrent pas à changer cet état. La fièvre , de chronique devint aiguë, et se termina après quelques accès ; le ventre s'ouvrit, l'estomac reprit ses fonctions; les menstrues fluèrent, leur évacuation devint périodique, et la guérison fut complète.

Comme la chlorose, l'excès du flux menstruel dépendant d'une atonie locale, ne résiste pas à l'action de ces eaux, et je l'ai assez démontré en traitant de la leucorrhée; mais il me reste à parler de la stérilité, suite ordinaire de la cessation prématurée ou de l'irrégularité des menstrues.

I I.

Stérilité.

La stérilité des femmes a des causes locales et générales. Celles-ci sont : l'embonpoint excessif, la foiblesse et la cacochymie; les autres sont : le relâchement de la matrice, ses engorgemens, la cessation prématurée ou l'irrégularité des menstrues, et l'irritabilité provoquée par l'abus des plaisirs de Vénus.

Les maux croissent avec les jouissances; et c'est pour cela que de jeunes époux bien constitués, et desirant ardemment des enfans, n'en ont pas.

La diététique concourt puissamment à la destruction de quelques-unes de ses causes et de leur effet; la chirurgie en attaque d'autres avec succès; mais presque toujours les eaux de Bourbon s'emploient alors avec efficacité.

Les bains relâchent les organes et détruisent toute irritation (62); les douches fumigatoires diminuent l'embonpoint excessif (63); les douches ascendantes et descendantes attaquent et fondent les engorgemens qui

---

(62) *Extrinsecùs autem utendum est Balneis sulphureis et nitrosis.* Astruc., Maladies des femmes.

(63) *Atterunt jàm genitum in utero pinguedinem Balnea sulphurea et ex aquâ marinâ.* Roderic à Castro, *de Morbis mulierum.*

9

sont susceptibles encore de résolution ; la boisson des eaux ferrugineuses et acidules ferrugineuses, redonne du ton à l'estomac et assure la digestion : tout ce traite-ment rappelle le flux périodique, et rend la matrice propre à sa fonction principale, la conception.

Observ. 14. V. Davaux, de Nevers, âgée de 26 ans, d'un tem-pérament phlegmatique, n'avoit jamais eu périodi-quement de flux menstruel. Des douleurs rhumatis-males étant venu se joindre à ses maux habituels, elle se décida à venir prendre les eaux. J'attaquai en même temps les deux accidens, et ils se dissi-pèrent.

Les menstrues coulèrent régulièrement ; et, de retour chez elle, V. Davaux devint grosse, et ac-coucha heureusement.

Mon père cite plusieurs faits semblables, et j'en ai moi-même de très récens.

La stérilité trouve donc ici un remède presque cer-tain ; mais c'est au médecin à bien en distinguer la cause, et à juger les cas où l'excès, l'irrégularité ou la cessation du flux menstruel, dépendent de l'atonie générale ou locale de la matrice, et de son irrita-bilité accrue aux dépens des autres organes ; car alors seulement les eaux de Bourbon-l'Archambault s'ad-ministrent avec avantage.

CLASSE IV.

CHAPITRE VIII.

Nevroses.

Ordre 1.er — Genres XLV, LXVI, LXVII et LXVIII.

Hypocondrie, Mélancolie, Manie, Hystérie.

Le cerveau et ses appendices paroissent être le siége des scènes variées dont la succession rapide et la complication spontanée étonnent quelquefois. Mais si des faits portent à croire que les lésions organiques de ce viscère sont le principe du trouble des fonctions intellectuelles, d'autres présentent la région épigastrique comme le centre de ces désordres.

Vanhelmont a fait assez sentir l'influence de l'estomac sur la tête ; Bordeu et Lacaze ont achevé de l'établir, et l'observation indique le rôle important que jouent ici les organes de la génération. On peut donc penser que si quelques vésanies sont dues à l'affection cérébrale, l'hypocondrie et la mélancolie dépendent du système gastrique ; l'hystérie, de la matrice ; et l'épilepsie, l'apoplexie, la paralysie ou l'asthénie, de la complication de ces différentes sources.

L'hypocondrie, la mélancolie, la manie et l'hystérie, ont ordinairement les mêmes causes, un engorgement squirreux dans le bas-ventre, une suppression hémorroïdaire ou menstruelle, les chagrins, les passions et l'abus des plaisirs. Ces différens genres, si bien caractérisés par Pinel, se confondent ici dans le traitement ; car toujours le principe vital est, pour ainsi dire, comprimé ; et c'est en le ranimant, en détruisant le germe pathologique, qu'on parvient à la cure radicale.

L'action tonique de toutes les eaux de Bourbon remplit parfaitement ce but ; et le savonule végétal qui enveloppe les eaux thermales, assure l'efficacité de leur usage ; consolateur de la peau, il répand sur tout le corps cette douce sensation plus facile à éprouver qu'à décrire, et il prépare les organes au changement heureux que doivent procurer les remèdes, l'exercice, la dissipation, et un bon régime.

L'observation de M. de S. E*** est un exemple d'hypocondrie guérie radicalement.

M.me Charles, de Varenne, nous en offre un Observ. 15.

d'hystérie. Agée de 34 ans, d'un tempérament bilieux, elle s'étoit consacrée à la vie religieuse; et, forcée d'y renoncer, elle en avoit conservé les habitudes. Jusqu'à 30 ans elle avoit été mélancolique, et l'on attribuoit cet état à l'irrégularité du flux menstruel. Il se supprima, et l'on vit naître successivement les accidens les plus graves: palpitations habituelles, suffocations, syncopes, tremblement, lassitudes générales, dysurie, douleurs articulaires, atrophie, asthénie, tension abdominale, engorgement de la rate et du foie, lividité et sécheresse de la peau, fièvre lente nerveuse. La paralysie des extrémités inférieures et l'insomnie aggravoient encore cette situation, lorsqu'on m'amena la malade.

Quelques calmans, le repos, une bonne nourriture, la boisson des eaux ferrugineuses; des bains tempérés d'eau thermale, des lavemens, commencèrent son traitement. Le calme parut renaître; j'administrai des douches descendantes à la chaleur de 24 à 27°; je les fis précéder et suivre par le bain; je prescrivis l'exercice, la dissipation; et l'action combinée de ces moyens eut le succès desiré. L'appétit et le sommeil revinrent avec le flux menstruel; l'atrophie diminua, la peau reprit sa contractilité et sa couleur; la vessie, son irritabilité; les extrémités, leurs mouvemens; et la tête, ses forces intellectuelles.

Mad.ᵐᵉ Charles partit d'ici, marchant et jouissant d'une santé que le temps a encore fortifiée.

CHAPITRE IX.

Ordre II.

Spasmes.

Genre LXIX.

Épilepsie.

De toutes les maladies qui résultent de la déviation du principe vital ou de son aberration, la plus cruelle est l'épilepsie, que la variété de son siége a fait distinguer en idiopathique et symptomatique. La première dépend de l'affection du cerveau ; la seconde, de celle des autres parties du corps, soit par une métastase, soit par la suppression d'un flux morbifique ou habituel, etc. Les vertiges, la rougeur de la face, la prostration des forces, les convulsions avec écume, les secousses violentes, le gonflement du thorax et l'aspect hideux, en sont les caractères, et s'y trouvent réunis : Locher, Dehaën, Pinel, et tous les bons médecins, n'ont pu calmer ce dangereux état que par l'usage des toniques ; c'est ainsi que le magnétisme a eu des succès constatés par les docteurs Thouret et Andry. Mais pourquoi chercher ailleurs qu'aux eaux un remède qu'offre leur administration sagement dirigée ? S'il faut un traitement tonique, révulsif ou répercussif, où l'exécutera-t-on mieux qu'à Bourbon ? Convenons-en, l'épilepsie symptomatique offre seule quelque espoir à la médecine, lorsqu'elle attaque l'enfance (64), et qu'elle dépend de l'irrégularité ou

______

(64) *Epilepticis pueris, mutationes, maximè ætatis, et regionum, et vitæ liberationem faciunt.* HIPP, *sect.* II, *aph.* 45.

de la suppression d'un flux quelconque ; or, c'est le
le cas où les eaux réussissent le plus souvent.

Observ. 16.   Mlle F***, aujourd'hui Mme B***, âgée de 26 ans,
d'un tempérament bilieux, eut, dès l'âge de 3 ans,
un écoulement menstruel qui se supprima à 6, reparut à 9, et cessa de nouveau à 11. Dès cet instant,
une langueur extrême et une fièvre lente s'emparèrent
de cette jeune personne ; elle devint triste, mélancolique, et son corps s'atrophia : des taches pourprées
se manifestèrent sur sa poitrine et sur ses jambes ; ses
gencives devinrent saignantes, ses dents noires ; son
appétit diminua ; il y eut des soubresauts de tendons
et des mouvemens spasmodiques, accompagnés de
syncopes ; les seins et l'utérus se tuméfièrent, furent
douloureux : alors, palpitations, syncopes, convulsions, salivation, tous les symptômes les plus graves
se réunirent pour faire craindre l'avenir.

Forcés de la retirer d'un pensionnat où elle avoit,
par un de ses accès, répandu la terreur, ses parens
l'envoyèrent à Bourbon. Elle avoit 15 ans ; et malgré
son état désespérant, cette épilepsie s'annonçant
comme symptomatique, sa cure étoit probable, et
l'événement l'a prouvé.

Quelques mois consacrés à boire les eaux acidules
ferrugineuses, à employer les ferrugineuses en lotions, les thermales en bains et en douches tempérées, un bon régime et beaucoup d'exercice, ont
rappelé le flux menstruel, et avec lui la santé. L'embonpoint et les forces l'ont annoncée, et ont chassé
tous les accidens. Madame B*** est épouse, mère et
nourrice de plusieurs enfans qui sont aussi bien por-
tans qu'elle (65).

---

(65) Cette jeune malade a été traitée par mon père.

Le temps apprendra si le bain russe ne seroit pas
un révulsif avantageux dans l'épilepsie idiopathique ;
jusqu'ici je n'ai pu que le présumer.

CHAPITRE X.

Ordres III et IV.

*Anomalie locale des fonctions nerveuses. — Affections
comateuses.*

L'observation a sans doute dirigé la classification des
ouvrages du professeur Pinel (66) ; et cependant elle
me paroît ne pouvoir s'appliquer ici ; car avant de
parler de l'asthénie ou paralysie , je dois en examiner les causes , et parler de la plus ordinaire ,
l'apoplexie.

Apoplexie.

L'apoplexie est l'abolition des fonctions des organes
des sens et du mouvement volontaire : *Qui in hanc
ægritudinem incidunt , sensu omninò carentes mortui vi-
vunt* (67). Par elle , les phénomènes de la vie suspendus tout-à-coup , rendent notre existence douteuse.
Ses causes prochaines sont externes ou internes : les
unes ont été notées par Wepfer (68) et Morgagny (69);
et il n'est pas de médecin qui n'ait apprécié leurs
travaux dans le cours de la dernière guerre, où il

---

(66) Pinel , *Nos. phil.*
(67) Aetius , *lib. 6 , cap. 17.*
(68) Wepfer , *Observationes anatomicæ in cadaveribus
eorum quos sustulit apoplexia.*
(69) Morgagny , *de Sedibus et causis morborum.*

s'en est présenté des exemples multipliés ; les autres sont internes, et moins faciles encore à reconnoître.

Lieutaud a cru les réunir toutes, en distinguant trois espèces d'apoplexie : *Ex observationibus desumptis colligitur triplicem esse apoplexiam , nempè sanguineam serosam et accidentalem (70).*

Mais a-t-il atteint son but ? Bordeu et Moll (71) prouvent le contraire. Ne sait-on pas , dit celui-ci, que l'apoplexie est quelquefois une affection sympathique , et qu'elle tient à l'état des premières voies ? c'est assez faire sentir l'influence du vice organique du système gastrique. On pourroit en admettre , avec Selle (72), trois espèces , la sanguine , la gastrique , et la nerveuse : mais le traitement toujours compliqué détruit cette distinction , et je crois suffisante celle de cette maladie en idiopathique et symptomatique, parfaite et imparfaite.

Les abus de la table et des plaisirs, une vie sédentaire , la suppression des menstrues, des lochies et des hémorroïdes , une chûte , des coups violens sur la tête , l'ivresse habituelle , de grands chagrins et de fortes contensions d'esprit, rendent apoplectiques.

Les signes précurseurs sont : des tintemens d'oreille, la somnolence, le bégaiement, les vertiges, l'engourdissement des membres , un léger sentiment de fornication, des convulsions partielles, et l'affoiblissement ou la perte de quelques-uns des sens ; mais ces signes sont incertains ou nuls.

Le traitement de l'apoplexie est purement empyrique, et l'éloignement de la mort en est la base,

---

(70) Lieutaud , *Synopsis praxeos medicæ.*
(71) Moll , *de Apoplexiâ biliosâ.* Gotting, 1780.
(72) *Selle ,* Pyréthol. Méd. clinique, p. 47.

Frictions , saignées , clystères irritans , émétique ,
eaux spiritueuses, poudre sternutatoire , ouverture
des veines jugulaires , application des cautères ,
vésicatoires et ventouses scarifiées , on emploie
tous ces moyens , et le hasard les dirige le plus
souvent ; car , comme dit Hippocrate, *solvere apoplexiam vehementem quidem impossibile , debilem verò
non facile* (73). Lorsqu'ils rappellent à la vie, qu'il
reste ou non des traces de la maladie, il faut, pour
en prévenir le retour, faire usage des eaux de Bourbon : elles incisent, divisent, excitent; et par elles ,
le principe vital renaît dans les systèmes cérébral ,
gastrique et vasculaire. Mais un malade ne fait des
remèdes que lorsqu'ils sont indispensables ; et il est
rare de voir ici des apoplectiques qui aient échappé
à tous les accidens consécutifs ; il en est cependant
d'assez sages pour vouloir assurer ainsi leur santé ;
et comme c'est d'eux seuls que je dois parler à présent (74), j'en citerai un exemple.

M. de Rainefort, de Paris, âgé de 73 ans, d'un
tempérament bilieux , eut une attaque d'apoplexie
violente , mais qui, cédant aisément à quelques évacuans, ne laissa qu'un engourdissement léger au bras
droit.

Il vint à Bourbon en l'an 9, et des bains tempérés ,
des douches de 33 à 38°, la boisson des eaux thermales et ferrugineuses mélangées , des purgatifs salins, un régime analogue et beaucoup d'exercice ,
le rétablirent complètement en un mois.

Que ne l'imite-t-on ? La société conserveroit des

Obsérv. 17.

____

(73) Hipp. *sect. 11 , ap. 42.*
(74) Les accidens qui suivent l'apoplexie appartiennent
à la paralysie, et trouveront une place près d'elle.

hommes souvent précieux , que des attaques nouvelles conduisent à une mort certaine.

CHAPITRE X.

Paralysie.

De temps immémorial, a dit le docteur Brieude,
on a eu recours aux eaux de Bourbon-l'Archambault,
pour les suites d'apoplexie et pour toutes les maladies paralytiques. Si elles n'avoient point eu de succès,
jouiroient-elles de cette réputation ?

Peut-on mieux faire l'apologie d'un remède ? Mais,
en s'exprimant ainsi, le médecin sage que je cite connoissoit une foule de faits qui confirmoient son asser-
tion ; et il pensoit avec beaucoup d'autres que notre
existence étant fondée sur une excitation continuelle,
sa foiblesse partielle devoit exiger des stimulans actifs et faciles à maitriser. *Tota vita quanta est in sti-*
mula consistit et vi vitali.

Pinel parle bien différemment : N'est-ce pas être
injuste envers la Médecine , que d'exiger d'elle ce
qui est souvent au-dessus de l'industrie humaine, le
pouvoir de ranimer des organes usés et flétris , de
remonter des ressorts détériorés et sans énergie, de
réparer, en un mot, tous les désordres ou les ravages
des mauvaises mœurs, de l'abus des plaisirs ou d'une
manière de vivre la moins naturelle et la plus extra-
vagante ? La guérison , si elle est encore au pouvoir
de la nature humaine, peut-elle être tirée des foibles
ressources de la pharmacie ? Ne tient-elle pas le plus
souvent à une sorte de nouvelle organisation mo-
rale, dont un esprit pusillanime s'effraie , mais dont
une raison éclairée fait une loi impérieuse ?

Sans doute le moral influe beaucoup sur les ano-

malies nerveuses, mais presque toutes, et notamment
les plus graves, ónt des causes physiques ; et ce
n'est qu'en les attaquant, qu'on parvient à la guérison.

La philosophie nécessaire à la médecine, doit étendre son empire, et non le restreindre : qu'on par-
coure ses annales, et on verra les succès constans
de quelques eaux thermales dans la paralysie ; Vans-
Wieten, Wepfer, Rivière, Lieutaud, les conseillent
et attestent leurs effets.

*Aquârum thrmalium nimis partes in passione cons-
tilulœ sunt subjiciendœ, plurimum et enim earum percu-
tiones faciunt corporum mutationem* (75).

*Ubi autem medicatœ thermœ cùm impetu prosilientes,
vel ex alto decidentes in partem paralyticam movent
et concutiunt satis fortiter, tunc sœpè pulchrè profue-
runt* (76).

Usage judicieux des stimulans et des toniques, les
eaux thermales propres à reproduire une fièvre artificielle (77).   *

Il est donc bien prouvé que cet état de suspension
ou de cessation de l'irritabilité et de la sensibilité,
ou de l'une de ces deux propriétés, appelé paralysie,
trouve un remède presque toujours certain dans les
eaux thermales, et que l'observation a fait placer
celles de Bourbon au premier rang.

Mais la paralysie diffère par ses causes et par son
siége. Ses causes l'ont fait distinguer en apoplectique,
épileptique, hémorroïdaire, menstruelle, rhumatismale, goutteuse, syphilitique, scorbutique, rachial-

---

(75) Riverii, *Prax med.*
(76) Vans-Wieten, t. 3, p. 386.
(77) Pinel, t. 2, p. 92.

gique, rachitique, laiteuse; et son siége, en cérébrale et gastrique, générale et particulière, qui comprend elle-même l'amaurosis ou goutte sereine, la surdité, l'hémiplégie et la paraplégie.

Toutes ces distinctions semblent le fruit de l'imagination, et sont celles de la pratique à laquelle elles sont nécessaires.

S'il importe au médecin de connoître la cause de la paralysie qui sert de base à son traitement, il lui est utile aussi de connoître les organes qui en sont le siége essentiel, pour fixer son pronostic. Bordeu regarde comme incurable celle où il y a compression du cerveau, et croit facile à détruire celle qui ne dépend que d'un embarras gastrique : s'il n'a pas entièrement raison, il est du moins reconnu que la paralysie cérébrale est très-dangereuse.

Je suivrai donc ici cette distinction, et j'exposerai cette affection dans les différens états où la mettent les causes qui la font naître.

I.

Paralysie apoplectique, ou précédée par l'apoplexie.

Cette espèce de paralysie est la plus ordinaire et la plus dangereuse; elle accompagne ou suit l'apoplexie, et en est vraiment le temps critique. Elle varie suivant son siége et sa cause; mais les accidens qui la compliquent, déterminent seuls les modifications du pronostic et du traitement. J'ai remarqué, par exemple, qu'elle exigeoit de très-grandes précautions chez les sanguins, de moindres chez les bilieux, presqu'aucunes chez les phlegmatiques, et que rarement on la guérissoit, lorsqu'il y avoit en même temps lésion grave des fonctions intellectuelles, tandis que leur affection étant légère, l'action des eaux étoit certaine. Aussi voit-on peu de paralytiques dont la tête soit saine, partir d'ici sans y avoir trouvé une cure radicale, ou un très-grand soulagement.

Gilbert Laurent, de Saint-Loup, âgé de 32 ans, Observ. 18. d'un tempérament mixte, sanguin et bilieux, étoit sujet à des saignemens de nez, à des vertiges, à des tintemens d'oreille et à des coliques. Dans la force de l'âge, il perdoit les bienfaits de sa constitution athlétique, et desiroit la fin de ses accidens fatigans. Elle ne vint que trop tôt ; et l'attaque d'apoplexie la plus violente l'eût conduit au tombeau, sans les secours puissans de la médecine; ils l'arrachèrent à la mort, mais son état eût pu la lui faire regretter. Il avoit une hémiplégie du côté gauche, qui le privoit entièrement de ses mouvemens; sa langue étoit complètement paralysée, ses facultés intellectuelles étoient seulement affoiblies, mais l'impossibilité de marcher et de parler, et la décomposition de sa figure, lui donnoient l'aspect d'un fou. Dès qu'il put supporter le voyage, on me l'envoya.

Une potion purgative, la boisson des eaux thermales et minérales mélangées, des bains tempérés et l'application des cornets à la nuque, le préparèrent à la douche. Elle lui fut administrée à une chaleur accrue jusqu'à 48° ; j'y joignis des bains à 40°, tempérés par d'autres à 25 ; je réitérai l'application des cornets, de deux ou trois jours l'un ; j'aiguisai la boisson du matin avec des sels, et je recommandai de tenir sans cesse la bouche pleine d'eau thermale puisée à la source avant d'en faire usage.

La tête ressentit la première les effets de ce traitement, les extrémités ensuite, et enfin la langue qui commença à se développer. Cet heureux changement continua de jour en jour, et deux mois suffirent à ce malade pour parler de manière à se faire comprendre, reprendre la régularité de ses traits, et marcher seul et sans béquilles. Son retour l'année suivante, l'an 10, l'a mis dans le cas de se livrer à ses travaux ordinaires, et aujourd'hui il s'exprime facilement et intelligiblement ; il exécute tous les mouvemens possibles, et n'a plus rien en lui qui rappelle son affection paralytique.

Observ. 19. M. Lecorgne de Launay, de Lamballe (Côtes du Nord), âgé de 58 ans, d'un tempérament bilieux, eut une attaque d'apoplexie qui fut suivie de la paralysie de la langue et de tout le côté droit, d'une atonie générale et d'une lésion cérébrale manifestée par la perte de la mémoire, le vague des idées, etc.

Un séjour de deux mois consacrés à un traitement méthodique, lui rendit faciles tous les mouvemens, rétablit ses facultés intellectuelles, et sa santé l'a dispensé de revenir ici l'année suivante, l'an 10.

Observ. 20. Mme de Menardeau de Saint-Brieux, âgée de 55 ans, d'un tempérament mixte, sanguin et bilieux, eut une attaque d'apoplexie accompagnée d'hémiplégie, et les talens de son médecin (79) ne purent que calmer ses accidens et la préparer à venir à Bourbon les guérir.

Une pesanteur générale, un embarras particulier de la tête, une grande difficulté à s'exprimer, une plus grande encore à faire usage des extrémités supérieure et inférieure droites, une lenteur dans tous les organes, tel étoit son état lors de son arrivée.

Rendre au système vasculaire son ressort, ranimer l'action organique, irriter les membres paralysés, enfin, inciser, diviser et exciter, étoient les indications à remplir.

____

(79) M. Danié, médecin à Paris, où réside la malade.

La boisson des eaux thermales et ferrugineuses mélangées, deux potions purgatives, l'une dans le principe, l'autre à la fin du traitement, des bains tempérés, des douches à une chaleur portée graduellement à 42°, des gargarismes fréquens d'eau thermale sortant de la source, l'abstinence du laitage, et des fruits crus, un exercice forcé, opérèrent en deux mois l'amélioration desirée. La tète devint libre, les muscles de la face reprenant leur irritabilité, lui rendirent son aspect ordinaire; ceux de la langue se délièrent et permirent l'articulation de tous les sons; ceux du pharynx ne se contractèrent plus spasmodiquement; ceux des extrémités en facilitèrent le jeu; les organes de la digestion exécutèrent bien leurs fonctions, et promirent à Mme Menardeau la continuité du bien-être qu'elle éprouvoit en s'éloignant du lieu où elle laissoit ses maux.

I I.

Paralysie épileptique, ou précédée par l'épilepsie.

L'épilepsie donne lieu quelquefois à une paralysie symptomatique; et l'aberration du principe vital se changeant en son abolition, la paralysie succède à l'épilepsie.

Marie-Magdelaine Gaucher, de Pithiviers (Loiret), âgée de 8 ans, d'un tempérament sanguin, avoit des accès fréquens d'épilepsie, qui se terminèrent par une hémiplégie. L'action des eaux a détruit cette maladie, lui a rendu facile le jeu de tous ses membres, et elle a quitté Bourbon délivrée de sa double affection nerveuse.

Cet enfant a encore à lutter cependant contre l'âge critique de l'apparition des menstrues; mais si leur flux s'établit, il préviendra le retour des accidens.

Variété. — *Danse de Saint-Guy.*

La danse de Saint-Guy semble réunir l'épilepsie et la paralysie : il n'est donc pas étonnant qu'elle cède à l'usage des eaux.

Observ. 22.　L. Carrier, âgé de 35 ans, d'un tempérament bilieux, étoit depuis l'enfance épileptique. Ses accès devinrent fréquens, et laissèrent dans leur intervalle le tremblement spasmodique et irrégulier appelé Danse de Saint-Guy. On chercha à l'en guérir par les moyens ordinaires ; ils furent sans succès. Je lui fis prendre les eaux ferrugineuses coupées avec une infusion de valériane et de fleurs de tilleul en boisson, les eaux thermales à 24 et 26° en bains et en douches, des lavemens émolliens ; on lui appliqua plusieurs fois des cornets, et ses accès épileptiques s'éloignèrent, furent plus courts, cessèrent, et avec eux la danse de Saint-Guy.

I I I.

Paralysie hémorroïdaire, ou causée par la suppression du flux hémorroïdal.

Observ. 25.　C. Pigeon, de Nevers, âgé de 48 ans, d'un tempérament bilieux, éprouvoit depuis longtemps, dans les sphincters intestinaux, des douleurs très vives qu'un flux hémorroïdal pouvoit seul calmer. Tout à-coup il se supprime ainsi que les douleurs, et le malade s'en félicite ; mais ce bonheur apparent ne devoit pas durer. Sa tête ne tarda pas à devenir pesante, son estomac à remplir mal ses fonctions ; et une sombre mélancolie, en s'emparant de lui, précéda une attaque d'apoplexie qui menaça de l'enlever : il y résista

cependant, mais il fut complètement paralysé. On me
l'amena dans cet état ; et les eaux, rappelant le flux
dont la suppression avoit causé ses maux, le rendirent
à la santé.

J'avois cru devoir seconder leur action par l'application des sangsues à la marge de l'anus, et le succès
le plus complet a justifié ma conduite.

I V.

Paralysie menstruelle, ou causée par la suppression
des menstrues.

Louise C. Duranton, d'Orléans (Loiret), âgée de   Observ. 24.
37 ans, d'un tempérament mélancolique, étoit fille
encore à 35, et n'avoit jamais eu de flux régulier :
le matin il paroissoit, le soir il n'existoit plus, et
cela duroit plusieurs mois. L'absence d'une évacuation aussi nécessaire, lui donnoit des vertiges, des
maux de tête et d'estomac, ajoutoit à sa mélancolie
naturelle, et sembloit troubler en même temps ses
fonctions intellectuelles et digestives ; tous ces désordres faisoient craindre une attaque d'apoplexie, et
en effet elle eut lieu.

Le médecin instruit (80) qui la traita sut en diminuer les accidens, mais ne put ni prévenir ni guérir
l'hémiplégie. En vain, pour la combattre, mit-il
tout en usage, même l'application d'un large cau-
tère à la région lombaire ; l'impuissance absolue de
cette malheureuse le détermina à me l'adresser. Plusieurs de ses malades avoient déja senti l'efficacité des
eaux, et celle-ci devoit lui en donner une nouvelle
preuve.

____

(80) Le docteur Latour.

10

Elles parurent d'abord aggraver son état, et surtout augmenter le trouble des fonctions intellectuelles; mais les menstrues reparurent après quelques douches; elles furent très-abondantes le mois suivont; tous ses maux se dissipèrent, et sa guérison fut radicale.

V.

Paralysie rhumatismale, ou causée par un rhumatisme chronique essentiel.

Observ. 25.   J. M. Hollier, de Cublyze (Rhône-et-Loire), âgé de 38 ans, d'un tempérament bilieux, éprouvoit des douleurs rhumatismales vagues, leur violence devint telle, qu'elles causèrent l'hémiplégie du côté droit. Le malade ne put ni parler, ni se servir des extrémités supérieure et inférieure correspondantes, et les personnes qui l'entouroient mirent en vain tout en usage pour améliorer cet état. Il étoit à-peu-près le même en l'an 11 lorsqu'il vint ici, et à peine prononçoit-il quelques mots, à peine faisoit-il exécuter de foibles mouvemens aux membres paralysés.

Deux minoratifs, l'application des cornets, la boisson des eaux ferrugineuses et thermales mélangées, l'usage de celles-ci en bains tempérés et très-chauds, en douches descendantes et fumigatoires, procurèrent des sueurs excessives et quelques accès de fièvres, avant-coureurs de la guérison. Elle a été radicale en moins de quarante jours, et J. M. Hollier parle bien, et se sert également aujourd'hui de tous ses membres.

Nota. Un des accidens qui m'avoient paru les plus graves, étoit une espèce de strangulation ou une contraction spasmodique des muscles du pharynx; elle a cédé aux boissons abondantes d'eau thermale.

V I.

Paralysie goutteuse , ou causée par un rhumatisme goutteux.

Paquelin, veuve Geoffroy, de Rigny (Cher), d'un tempérament phlegmatique, étoit attaquée d'un rhumatisme goutteux. Ses douleurs s'aggravèrent, l'âge critique pour toutes les femmes parut prématuré (âgée de 42 ans), ses extrémités inférieures s'affoiblirent insensiblement, devinrent œdémateuses , et finirent par se paralyser complètement.

Je lui ai administré les eaux, modifiant son traitement suivant les circonstances ; le flux menstruel a reparu, la paralysie a cessé, le rhumatisme goutteux n'a laissé de traces de son existence, que quelques concrétions osseuses.

V I I et V I I I.

Paralysies scorbutique , rachitique ou scrophuleuse.

La paralysie scorbutique et la paralysie rachitique ou scrophuleuse, dépendent des vices qui exigent un traitement particulier ; et comme le succès des eaux thermales et minérales de Bourbon-l'Archambault est aussi constant que surprenant dans ces deux espèces de maladies, j'en parlerai aux articles *Scorbut* et *Rachitisme.* Je citerai alors quelques-unes des cures nombreuses qui s'opèrent ici chaque année.

I X.

Paralysie laiteuse, ou survenue à la suite de couches.

Observ. 27. F. Bouys-Virlogueux, de Saint-Menoux, âgée de 26 ans, d'un tempérament phlegmatique, eut une couche laborieuse, des pertes rouges et blanches abondantes, ne nourrit pas son enfant, et ne prit aucune précaution pour suppléer à l'évacuation lactée, et favoriser le dégorgement des vaisseaux lymphatiques. Les suites de cette indifférence pour elle-même, furent des douleurs générales, le dessèchement de la peau, l'embarras de la tête et du ventre, enfin la paralysie complète des extrémités inférieures. Cet état s'améliora, mais ses douleurs subsistèrent, et elle ne pouvoit marcher qu'avec des béquilles, lorsqu'on me l'amena. Je crus lui remarquer une complication d'affection scorbutique, et je dirigeai d'après cela son traitement.

Je la mis à l'usage des anti-scorbutiques en boisson, mêlés avec l'eau acidule ferrée de Saint-Pardoux ; elle but de celle-ci avec du vin à tous ses repas ; de temps en temps on l'aiguisa le matin avec des sels neutres et surtout magnésiens ; je lui fis prendre les eaux thermales en lotions, en bains tempérés et en douches ; appliquer des cornets à la région lombaire, et je surveillai son régime composé de viandes, de végétaux et de fruits mûrs.

Les organes digestifs reprirent leur ton ; le système vasculaire, son action ; la peau, sa contractilité ; ses pores s'ouvrirent, les menstrues parurent, et la paralysie guérit complètement ; F. Bouys quitta béquilles et bâton, marcha sans aide, et elle continue à jouir de cet heureux rétablissement.

A. Chemelle étoit dans le même situation , et en Observ. 28.
a été également tirée.

X.

Paralysie rachialgique.

On entend aujourd'hui par colique une douleur
dans les intestins. Cette maladie résulte de différentes
causes qui en ont fait établir les espèces. Selle prétend, d'après cela, qu'il y a des coliques venteuse,
pituiteuse, vermineuse, bilieuse, hémorroïdale,
hystérique, par des substances âcres avalées, des
peintres, rhumatismale, de Poitou, arthritique,
par des aigreurs, par métastase fébrile et par obstruction du canal intestinal. Mais que peuvent les eaux
de Bourbon-l'Archambault contre les coliques vermineuse et par obstruction du canal intestinal ?
N'ont-elles pas toujours une action semblable et
heureuse dans toutes les autres ? La pituiteuse, la
catarrale, la rhumatismale, et l'arthritique ne sont-
elles pas la même maladie vue à des époques différentes qui en ont favorisé ou prévenu les progrès ?
L'hémorroïdaire et l'hystérique ne sont-elles pas
accidentelles et la complication ordinaire de la
bilieuse ? Celle-ci ne se rapproche-t-elle pas des
autres vers sa terminaison ? et celles par aigreur des
premières voies et par métastase fébrile, ne sont-
elles pas symptomatiques ?

Ces considérations appliquées à la pratique, m'ont
fait regarder toutes les coliques comme une seule et
même maladie ayant des causes variées, et se présentant sous deux aspects ou dans deux temps : l'un
saburral et spasmodique, l'autre asthénique. Peu
importe donc ici qu'une colique soit la suite d'une

fièvre méningo-gastrique, adéno-méningée ou ataxique, de la vapeur métallique, des poisons, de la suppression des flux hémorroïdaire et menstruel, du rhumatisme chronique essentiel ou goutteux, etc.; les indications n'en sont pas moins les mêmes. Il faut, dans le premier temps, débarrasser les organes digestifs, appeler du centre à la circonférence, rétablir la transpiration insensible, renouveler et augmenter les secrétions, et exciter un léger mouvement fébrile qui, sans troubler l'économie animale, opère la coction. Cette action desirée est le résultat certain et constant de l'usage des eaux thermales et minérales de Bourbon : *Obstructiones præsertim hepatis reserant, ictericis et calculosis succurrunt, atque inter efficacissima resolventia et roborantia externa celebrantur* (81).

Le second temps exige de plus grands soins encore; car il y a de plus à rappeler et à accroître l'irritabilité, à provoquer la sensibilité et à exciter un désordre général, qui, détruisant la paralysie, rende à tous les organes leurs moyens naturels.

Hinc ipsis vitiosis membris facienda est medela. Fit hæc vel nervum huic parti prospicientem loco idoneo ubi, etsi remotiùs, minùs tamen rectè hæret, fricando, motitando, concutiendo, velicando, afficiens vel ipsam partem paralyticam, variè agitans, dein partium ipsárum-met paralyticárum summè emaciatárum et exsiccatárum emollitione primò, frictione posteà et roboratione multùm proficimus..... (82).

Dehaën reconnoît donc, avec tous les bons praticiens, la nécessité des adoucissans et des évacuans dans le principe, des excitans ensuite. Eh ! quoi de

---

(81) Lieutaud, *Synop. prax. med.*
(82) Dehaën, *Ratio medendi.*

plus propre à remplir cette double intention , que le mélange des eaux acidules ferrugineuses ou ferrugineuses avec les thermales , que l'usage de celles-ci en bains et en douches ?

Leur analyse chimique n'offre-t-elle pas les substances médicamenteuses recherchées, des sels foudans et apéritifs , un savonule végétal et du gaz hydrogène sulfuré, d'où résultent ces hydro-sulfures alcalins tant vantés , et avec raison , par Navier, comme contre-poisons; du fer et du gaz acide carbonique , principes d'excitabilité ?

Elles sont donc parfaitement indiquées dans toutes les coliques graves; elles opèrent la résolution des obstructions , rappellent les évacuations supprimées , détruisent les spasmes et rétablissent l'irritabilité et la sensibilité.

Mais leur usage n'est pas exclusif. L'empyrique peut vanter son spécifique , les médecins de Bourbon-l'Archambault prenant pour guide l'observation , ont appris à seconder l'action de ces eaux par toutes les ressources de la médecine , et à les regarder seulement comme un moyen curatif puissant offert par la nature. Ainsi, l'on verra l'emploi heureux que j'ai fait de l'æther sulfurique si préconisé par Durande , du sirop amer et anti-scorbutique de Le Sage , recommandé par le savant praticien Portal , etc.

C'est à ce traitement combiné qu'on doit attribuer les cures opérées si souvent ici dans cette maladie, quoiqu'elle s'y présente rarement dans son premier temps, et que la plupart des malades soient plutôt attirés par l'espoir de guérir la paralysie qui en a été la suite, que par celui de la prévenir.

Coliques. — 1.er temps.

Observ. 29.   P. Fauconnier, âgé de 52 ans, d'un tempérament bilieux, éprouva des coliques très-violentes. On lui administra les anodins, les émolliens, les évacuans, et rien ne put améliorer son état. Ses douleurs s'aggravèrent, et bientôt il eut un vomissement, une insomnie continuels ; ses urines devinrent rares ; et miné par une fièvre lente qui déja avoit beaucoup affoibli les extrémités, il alloit expirer, lorsqu'on m'engagea à le voir. Son âge, ses accidens, tout m'inspira les craintes les mieux fondées ; cependant on avoit dans son traitement négligé des moyens souvent curatifs, et je les prescrivis.

Une potion composée de six onces d'infusion de fleurs d'orange et de tilleul, et deux gros d'æther sulfurique, prise par cuillers de demi-heure en demi-heure, des bains d'eau thermale de 2 à 3 heures de durée et répétés matin et soir, des lavemens purgatifs et émolliens alternatifs, le bouillon de poulet et de laitue, voici ce que je conseillai. Le vomissement et l'insomnie cessèrent, la peau jusques-là sèche s'humecta, les urines coulèrent, le ventre s'ouvrit, et le calme le plus parfait succédant aux crises, permit un régime succulent et la boisson des eaux acidules ferrées. Trois semaines après, ce vieillard avoit reprit sa santé et ses occupations, dont la fatigue ne l'effraie pas plus maintenant que s'il étoit encore dans la force de l'âge.

Observ. 30.   Vincent, de Paris, âgé de 45 ans, d'un tempérament bilieux, avoit des coliques, accompagnées de douleurs dans la région lombaire et dans le canal de l'urètre lorsqu'il urinoit, et suivies de l'excrétion de petits graviers. La suppression d'un flux hémor-

roïdal accrut ses maux, et il s'y joignit une constipation habituelle et une sécheresse extrême de la
peau. Des sucs amers, savonneux et anti-scorbutiques mêlés, à la dose de quelques onces, avec du
petit lait et les premiers verres d'eau thermale bue
le matin, des bains tempérées, l'eau ferrugineuse
pour boisson ordinaire, et quelques laxatifs, ame-
nèrent un changement heureux.

Le flux hémorroïdaire reparut, la peau se couvrit
de boutons qu'enleva la transpiration, les urines
coulèrent abondamment et cessèrent d'entraîner des
graviers, le ventre s'ouvrit, et la guérison eut lieu.

Paralysie rachialgique, ou Coliques.
2.me temps.

Moreau, de Moulins, d'un tempérament mélancolique, âgé de 31 ans, fut attaqué à 25 de coliques
si aiguës, que rien ne put les calmer. Evacuans,
narcotiques, bains tièdes d'eau de rivière, lavemens,
tout fut employé inutilement, et l'état de ce jeune
homme devint effrayant. Paralysé complètement des
extrémités supérieures, incomplètement des inférieures, ne pouvant ni parler, ni avaler qu'avec peine,
émacié au point que ses muscles aplatis et desséchés
formoient sur son corps autant de cordes lâches et
inertes, ne connoissant plus ni le sommeil que troubloit l'érétisme des parties génitales et des pertes
fréquentes, ni les secrétions et excrétions les plus
nécessaires, il étoit condamné à la mort, lorsqu'il
vint ici (83).

Observ. 31.

---

(83) J'y étois alors, des affaires privées m'y ayant appelé de l'hôpital militaire d'Instruction de Paris, auquel
j'étois attaché.

Consulté par ses parens, je lui prescrivis quelques laxatifs, des lavemens salins et émolliens alternatifs, la boisson des eaux ferrugineuses et thermales mélangées, celles-ci en bains et en douches descendantes tempérées. Ces remèdes suspendirent le cours des accidens, et le malade partit soulagé. Pendant l'hiver, loin de s'aggraver, son état s'améliora, le mouvement revint dans les extrémités, les évacuations alvines recommencèrent, et le sommeil ajouta à ce bien être. Au printemps, l'usage des eaux fut repris, et parut opérer la cure radicale.

Trois ans s'écoulèrent; des excès renouvelèrent quelques accidens, et firent craindre le retour de tous les autres.

J'ai rendu à ce jeune homme et à sa famille la tranquillité par les mêmes moyens.

Observ. 32. Pourçain Noël, agé de 33 ans, d'un tempérament bilieux, fut paralysé des extrémités supérieures, à la suite de violentes coliques; il eut une émaciation et une asthénie générales.

Le même traitement suivi pendant deux années (l'été seulement), lui a rendu le mouvement et la santé.

Observ. 33 M. Aibert Rivette, âgé de 40 ans, chirurgien de l'hôpital de Saint-Gilles, eut une colique qui détermina une paralysie universelle et complète avec atrophie et perte de sentiment. L'ouïe, la vue, l'odorat, tous les organes sensitifs furent paralysés. Malgré les rigueurs de la saison (en décembre), on amena ici ce malade, qui avoit l'air d'un spectre prêt à rentrer en terre.

Satiùs est anceps expiriri remedium quàm nullum ; et cet axiôme, appliqué à ce cas, détermina l'administration des eaux.

Ce premier traitement soulagea. On le reprit au

printemps, et la guérison fut si parfaite, que M. Aibert écrivit à mon père (84) qu'il croyait commencer une nouvelle existence.

J'ai traité avec le même succès, l'année dernière, le capitaine David, de la 38.ᵉ demi-brigade de ligne, dont l'état paroissoit aussi désespéré.   Observ. 54.

Ces cures ont besoin de se renouveler sous nos yeux, pour paroître croyables.

Paralysie accidentelle.

P. Dumain, de Saint-Pourçain, âgé de 25 ans, travaillant dans un bâtiment, tomba de trente pieds de haut sur la région lombaire et l'extrémité inférieure et gauche, entraînant avec lui des décombres. Il vint ici paralysé incomplètement, et pouvant à peine marcher avec une béquille. Il en est parti à pied deux mois après.   Observ. 35.

CLASSE V.

CHAPITRE XII.

Maladies du système lymphatique.

Ordre I.ᵉʳ

Maladies cutanées.

Les maladies cutanées ont été si bien décrites par Lorry, qu'on ne peut plus aujourd'hui qu'analyser

---

(84) Ce malade a été traité par lui, et il en a rédigé l'observation dans le Supplément à l'Essai sur les Eaux de Bourbon-l'Archambault.

son ouvrage, et en profiter. L'anatomie a cependant, par ses découvertes, indiqué une nouvelle route au médecin-praticien ; et Mascagny, Cruisckam, Fragonard, L'Aumonier, Desgenettes, nous ont, par leurs injections et leurs travaux, fait connoître l'empire du système lymphatique présumé par Bordeu ; empire qui change l'aspect sous lequel on doit considérer une grande partie des désordres de l'économie animale

Les déplacemens successifs, les changemens du vice morbifique, ne sont-ils pas dus, dit Pinel, aux forces actives du système absorbant ou lymphatique ?

C'est cette doctrine dont je cherche à me pénétrer, pour avoir un guide toujours sûr. Qu'importe, en effet, cette âcreté prétendue des humeurs ? C'est l'état de l'organe cutané qu'il faut examiner ; et je puis assurer que quoique je n'aie à traiter que des maladies symptomatiques, le traitement rationel m'a toujours réussi. J'ai observé que presque toutes ces affections pathologiques dépendant d'un vice scorbutique, scrophuleux ou syphilitique, c'étoit de lui que se tiroient, avec le plus d'avantage, les indications curatives ; qu'il en étoit de même lorsqu'elles étoient la suite de la suppression d'un flux menstruel ou hémorroïdal ; et qu'en général, quelque fût la cause, c'étoit toujours en augmentant la transpiration, en rétablissant les secrétions, et en régularisant l'action vitale et vasculaire, qu'on parvenoit à la cure.

CHAPITRE XIII.

Genre LXV.

Du Scorbut, et de la Paralysie scorbutique.

Le scorbut est si voisin des affections catarrales, qu'il n'est pas étonnant qu'on les ait longtemps confondu, et il falloit la sagacité du docteur Desgenettes, pour assigner les limites de ces deux espèces de maladies : *Occasio præceps*, dit Hippocrate ; sans cela, on ne sauroit encore les distinguer, et il est important de le faire pour le traitement.

Le scorbut a des causes si connues, que leur énumération ici me paroît inutile. Ses effets changent avec ses périodes ; et si, dans le premier, il y a pâleur de la face, lassitude, débilité, difficulté de respirer, gencives rouges, gonflées et disposées à saigner, etc. (86) ; dans le second, perte des membres, œdématie, échymoses, syncopes, hémorragies, fongosités de la bouche, ulcérations aux extrémités ; dans le troisième, les ulcères augmentent et deviennent fétides, des sueurs, des pétéchies, des hémorragies, enfin tous les signes du marasme se manifestent (87).

C'est au second période de cette maladie, que sont les scorbutiques qui se rendent à Bourbon-l'Archambault. Peu inquiets du vice ou de la cause, ils le sont beaucoup de l'accident le plus grave, la paralysie, et c'est elle qui détermine leur voyage

---

(86) *Pinel*, Nosographie philosophique, t. 2, p. 205.
(87) *Lind*, Traité du Scorbut, p. 225.

Mais, quel avantage ne retireroient-ils pas de leur usage dans les autres temps, puisqu'ils en éprouvent de si grands bienfaits, malgré les progrès du mal et ses complications ? Malheureusement les médecins eux-mêmes n'en sont pas assez convaincus; mais s'ils sentent l'utilité des eaux dans la paralysie scorbutique, que n'apprécient-ils, avec le docteur Brieude, leurs effets dans les deux autres époques ?

On combine si heureusement avec elles le régime végétal, les anti-scorbutiques, les amers, le sirop de Le Sage; le changement d'air et l'exercice secondent tellement leur action, que leur succès est infaillible.

Observ. 36.   Mme Chapelier, de Rennes (Morbihan), âgée de 38 ans, d'un tempérament phlegmatique, vint ici l'an 9, avec tous les symptômes d'une affection scorbutique parvenue à son second degré. Pâleur de la face, lividité marquée, lassitude, débilité générale, gencives saignantes, paralysie commencée des extrémités inférieures, atonie et engourdissement des supérieures, somnolence habituelle, émaciation, constipation ou diarrhée, œdématie, taches et échymoses multipliées, menstruation supprimée, pertes blanches, coliques, tout, chez elle, annonçoit un état effrayant. J'en sentis le danger, et je crus devoir activer le traitement, en ménageant cependant le peu de moyens qui restoient à la malade pour le suivre.

La boisson à la dose de deux pintes le matin d'un mélange d'eau acidule ferrugineuse, de sucs d'herbes et de petit lait; celle de l'eau ferrugineuse, mêlée avec de bon vin de Bourgogne aux repas; des lavemens d'eau thermale, celle-ci en bains frais; quelques potions salines et un régime mixte, mais composé de beaucoup de végétaux, et de l'abstinence du laitage et des farineux, commencèrent la guérison, que termi-

nèrent les douches, le sirop amer et le vin anti-
scorbutique.

La figure redevint naturelle, les menstrues fluèrent et mirent fin aux pertes blanches, la peau reprit
sa couleur et sa contractilité, les vaisseaux leur tonicité, les muscles leur irritabilité; l'œdématie, la
paralysie et la fièvre cessèrent, la mélancolie diminua,
et la santé de Mme Chapelier s'améliora de jour en
jour.

Elle avoit passé deux mois à Bourbon-l'Archambault, lorsqu'elle en partit bien portante.

Son traitement m'avoit convaincu de la nécessité
de n'employer les douches qu'après avoir rétabli les
forces des malades.

On en trouvera une autre preuve dans les observations qui suivront l'analyse des eaux de Saint-
Pardoux (87).

CHAPITRE XIV.

Genre LXVI.

Dartres.

La distinction des dartres en farineuses, pustuleuses, miliaires et vives ou rougeâtres, suffit pour
offrir l'idée exacte des variétés de cette éruption. Elles
sont générales ou particulières, et celles-ci se fixent
sur telle ou telle partie du corps spécialement. Ainsi
la dartre farineuse a pour siége ordinaire la figure;
la pustuleuse, les extrémités et le tronc; la miliaire,

---

(87) Voyez cet article.

sa partie postérieure et les parties génitales; la rougeâtre, les extrémités et la face. Il en est de périodiques, et qui ne paroissent qu'au printemps ou pendant l'automne; il en est d'habituelles et d'irrégulières; toutes ont un caractère mobile et difficile à saisir, suivent le flux hémorroïdal, alternent avec lui, accompagnent les affections rhumatismales et goutteuses, et dépendent de la suppression du flux menstruel, des lochies, etc.

Le professeur Pinel leur assigne trois périodes, et chaque jour le médecin praticien les distingue. L'un lui présente des accidens qui semblent en préparer et en annoncer de plus graves, c'est l'état d'irritation; l'autre a pour caractère essentiel les affections spasmodiques, et le dernier est une véritable cachexie.

Ces trois périodes sont donc trois états distincts : celui de l'irritation, celui du spasme et celui de l'atonie ou de la cachexie.

Malgré cela, le traitement des dartres ne varie qu'avec leur cause première, et ses modifications dépendent entièrement d'elle et des circonstances.

L'usage des eaux thermales conserve seul sa célébrité méritée dans les cas les plus rebelles, dit Pinel, d'après Fourcroy (88). Ici je les seconde par les sucs d'herbes savonneuses et dépuratives, telles que la saponaire, la fumeterre, etc.; par l'extrait de douce-amère, les laxatifs, quelques pillules de Beloste, le petit lait, le régime végétal, et l'exercice. Aussi cette maladie résiste-t-elle rarement à ce traitement. Quelquefois cependant le temps seul la guérit, d'autres fois elle est incurable, utile même, et alors elle n'exige pas moins de remèdes; car, si l'on ne peut la détruire, il faut du moins en arrêter les progrès.

---

(88) *Fourcroy*, Analyse des Eaux d'Enghien; *Pinel*, etc.

L'observation de M. de S. E*** est un exemple de dartre vive au second degré, avec flux hémorroïdal, obstruction, hypocondrie, etc. (89).

C'est une des plus belles cures que je puisse citer; j'en présenterai quelques autres, dont une, moins intéressante par ses suites, l'est par sa périodicité.

J. Chamaurau, de la Guerche (Cher), habitant de Sauge (Nièvre), âgé de 44 ans, d'un tempérament mixte, bilieux et sanguin, avoit sur le tronc et sur les extrémités une éruption que la chaleur rendoit très-visible, et que le froid faisoit rentrer en partie. Il joignoit à cela un léger mouvement fébrile, peu d'appétit, des flatuosités après les repas, des maux de tête habituels, un flux hémorroïdal irrégulier, des douleurs dans le bas ventre; sa constipation, une inquiétude vive qui le rendoit mélancolique, tout chez lui annonçoit un dépérissement lent. Depuis longtemps il étoit dans cet état, et avoit subi plusieurs traitemens répercussifs pour être guéri, disoit-on, de la galle. Sa maladie n'avoit pas cédé à leur action, et elle reparoissoit chaque année au printemps et pendant l'automne. Son examen attentif me prouva que c'étoit une dartre miliaire prête à passer du premier au second degré, et qu'entretenoit ou développoit la suppression d'un flux hémorroïdal.

La saignée, le petit lait coupé avec les eaux ferrugineuses et thermales, des sucs d'herbes, des bains tempérés, des douches fumigatoires et des potions purgatives salines administrées prudemment, augmentèrent l'éruption et la changèrent en écailles, dépouillant momentanément la peau, pour la guérir.

Le malade crut trop tôt l'être, et s'en alla malgré

Observ. 37.

---

(89) Voyez page 125.

mes conseils au bout de trois semaines ; mais un an après il revint avec la même dartre.

Je réitérai l'usage des mêmes moyens, et leur continuité pendant six semaines a assuré la durée de la cure.

Dès la première année, le flux hémorroïdal avoit reparu.

Observ. 38. Mlle Deschamp, âgée de 15 ans, d'un tempérament bilieux, avoit des dartres pustuleuses au visage et sur tout le corps. La peau s'éleva ; il s'établit un suintement ichoreux, âcre et visqueux, et les douleurs les plus vives la fatiguoient jour et nuit. On mit en usage, pour la guérir, tous les remèdes imaginables, et sans succès.

Elle vint ici, prit les eaux, eut un flux menstruel régulier, et sa cure fut radicale en deux mois.

Observ. 39. Mlle Girault, de Saint-Satur, près Sancerre (Cher), avoit sur la face une dartre farineuse qui paroissoit tous les ans une ou deux fois, et qui s'éclipsoit ensuite ; le flux menstruel étoit d'ailleurs irrégulier chez elle.

Deux fois elle est venue, a paru guérie, a eu périodiquement la perte sanguine nécessaire aux femmes ; mais le traitement le plus sagement combiné n'a pu prévenir le retour de l'éruption.

Je lui ai conseillé un exsutoire, et le mariage. Peut-être en procréant et nourrissant ses enfans, le système lymphatique éprouvera-t-il quelque crise favorable !

Les eaux de Bourbon-l'Archambault sont donc indiquées dans toutes les dartres rebelles ; leur usage les guérit presque toujours, et diminue les accidens causés par celles qui résistent à leur action curative radicale.

CHAPITRE XV.

Genre LIX.

La Galle.

La galle est devenue si commune pendant la dernière guerre, qu'on a négligé son traitement, persuadé que les répercussifs devoient seuls le composer ; mais l'expérience n'a que trop prouvé le contraire ; et c'est le spectacle de ses tristes effets qui a dicté au docteur Parat, mon ami, un Mémoire excellent sur cette maladie.

Que de jeunes gens morts à la fleur de l'âge par sa métastase ! que d'hommes précieux à l'état ne peuvent encore le servir utilement, parce que cette affection, si simple en apparence, fait par sa durée le tourment de leur vie !

Humide ou sèche, causée ou non par la présence des cirons, lorsqu'elle est ancienne, elle se complique ordinairement d'un vice général, dartreux ou syphilitique; elle donne lieu à la mélancolie, à l'hypocondrie, et elle exige des moyens curatifs communs. Or, quels sont les plus sûrs ? Ce sont ceux qui, rappelant l'action vitale dans l'organe cutané, y rétablissent l'éruption psorique, et détruisent elle et ses complications. C'est là ce que font les eaux thermales de Bourbon. Le gaz hydrogène sulfuré et le savonule végétal qu'elles contiennent, tempèrent l'action irritante des sels, du gaz acide carbonique et du fer, métal qui, comme on le sait, est un puissant résolutif. Aussi leur administration en bains et en douches fumigatoires, et la boisson des eaux ferrugineuses de la fontaine de Jonas, secondées par les sucs d'herbes, le petit lait, les frictions d'onguent citrin, des purgatifs fondans, comme les pillules de Beloste et un régime végétal, opèrent-ils la cure de la galle ancienne la plus rebelle !

J'en citerai un seul exemple, *ab uno disçite omnes....*

Observ. 40.

M. Regnault, chef d'escadron du 22.ᵉ régiment de chasseurs à cheval, âgé de 45 ans, d'un tempérament bilieux, avoit depuis cinq ans un affection psorique qui avoit résisté à tous les traitemens.

Bains domestiques, frictions sulfureuses et mercurielles, purgatifs, les moyens les plus efficaces ordinairement avoient échoué, et l'éruption, insensible le jour, se manifestoit la nuit, causoit un prurit insupportable, l'insomnie, l'altération de la figure et la constipation ; accidens qui rendoient la vie ennuyeuse et inquiète.

Il vint à Bourbon l'an 10, et le traitement précédent détruisit la maladie, effaça jusqu'aux plus légères traces de l'éruption, et compléta la cure que le temps a confirmée.

C H A P I T R E   X V I.

Ordre XI. — Genres L X X et L X X V.

Vices scrophuleux et rachitique, ou Écrouelles et Ostéomalaxie (90).

Les vices scrophuleux et rachitique ont entr'eux une telle analogie, que rarement on les voit séparément

---

(90) Loin de désapprouver la distinction du rachitisme en 1.º syphilitique, 2.º scrophuleux, 3.º scorbutique, 4.º exanthématique, 5.º gastrique, 6.º rhumatismal, dis-

à Bourbon : toujours ils s'y montrent réunis, et exercent l'un sur l'autre une influence mutuelle qui nécessite un traitement commun ; ils se compliquent souvent aussi des vices scorbutique et syphilitique, et alors il y a de nouvelles indications. On leur a assigné trois périodes, et il existe en effet dans cette maladie, comme dans toutes les autres, de l'irritation d'abord, de la maturité ensuite, et une crise à la fin. Mais a-t-on assez apprécié les efforts de la nature pour augmenter l'action vitale et régulariser toutes les fonctions dont l'exercice est nécessaire à la santé ? Bordeu, Bouvart, Baumes, Pujol, et plus récemment le savant praticien Portal, ont tracé le traitement des scrophuleux et des rachitiques ; leur méthode est perturbatrice, et sa direction sage assure son succès. Quelles ressources offrent donc des eaux thermales, où sont réunis le muriate calcaire résolutif si justement préconisé par Fourcroy ; le fer, qui sans doute accroît l'irritabilité et agit comme les frictions mercurielles si célébrées par Bordeu ; enfin tant d'autres principes salins, résolutifs et antispasmodiques ?

Aussi, remplissant le but qu'on se propose, détruisent-elles la maladie et ses accidens les plus graves.

---

tinction sage établie par le docteur Portal, j'en sens toute la bonté ; mais je la regarde comme inutile ici, où la complication la plus ordinaire du rachitisme, c'est le vice scrophuleux. La pratique apprend à sentir les autres, et surtout celle du vice scorbutique, qui est assez fréquente ; mais, convenons-en, le traitement est toujours à-peu-près le même, et se réduit à l'usage sagement combiné des antiscorbutiques, du sirop de Bellet, des purgatifs, des mercuriels à petite dose, du régime végétal, des exsutoires et des eaux minérales.

Les eaux ferrugineuses et acidules ferrugineuses les secondent puissamment, et souvent les remèdes généraux s'emploient en même-temps avec avantage; mais seules elles ont opéré plus d'une cure étonnante.

Chaque année nouveaux miracles de ce genre qui frappent le public; et c'est ainsi que s'est accrue la réputation des eaux de Bourbon-l'Archambault, où les engorgemens glanduleux, les ulcères, l'hydropisie des articulations, le mal vertébral, le mal fémoral, et tous les accidens scrophuleux, se dissipent ou se guérissent souvent.

Puisse-t-on apprécier de plus en plus un remède aussi actif, dans une maladie qui fut presque toujours l'écueil de la médecine ! puissent les observations suivantes y contribuer !

I.

Engorgemens scrophuleux.

Observ. 41. J. Bonichon, de Saint-Plaisir, âgé de 24 ans, d'un tempérament phlegmatique, avoit, depuis l'enfance, les glandes du col et de l'aîne engorgées. Peu-à-peu ses extrémités inférieures s'affoiblirent, ses genoux se tuméfièrent, ses oreilles suppurèrent, ses yeux furent larmoyans, et tous ces accidens s'aggravoient de jour en jour, lorsqu'il vint aux eaux.

Leur usage en boisson, en bains et en douches, un bon régime, quelques amers, de l'exercice et le changement d'air, rétablirent peu-à-peu sa santé, et le guérirent radicalement.

I I.

Ulcères scrophuleux.

P. *** âgé de 15 ans, d'un tempérament phlegma- Observ. 42.
tique, avoit, dès son bas âge, tout le système lymphatique infecté, et un ulcère à la jambe droite qui
avoit mis la face externe du tibia à découvert, carié
cet os dans sa partie moyenne ; ulcère dont la suppuration fétide, les chairs blafardes, et les bords
renversés, annonçoient le caractère scrophuleux que
confirmoient la peau molle et livide, et une espèce
d'anasarque.

Les antiscorbutiques, les bains locaux d'eau thermale répétés trois fois par jour, l'application du
bandage de Théden sur le pied et sur la jambe, après
avoir couvert la partie malade de charpie sèche, la
boisson des eaux acidules ferrugineuses, un excellent
régime et surtout de bon vin, l'exercice, etc., ont dissipé l'accident principal et les épiphénomènes de la
maladie. Le séquestre d'une portion longue d'un pouce
de la substance compacte du tibia s'est opéré, des
bourgeons charnus l'ont chassé et remplacé, les bords
de l'ulcère se sont ramollis, sa suppuration a été plus
louable et l'anasarque a cessé. C'étoit le prélude de la
cure radicale, qu'il a suffi de favoriser, en réprimant
de temps en temps les parties proéminentes avec le
nitrate d'argent (la pierre infernale). Cette guérison
n'a exigé que trois mois.

I I I.

Hydropisie des articulations, et fausses anchiloses.

J. Chomet-Gomme, âgée de 24 ans, d'un tempé- Observ. 43.
rament mélancolique, joignoit aux symptômes ordi-

naires du vice scrophuleux, un engorgement tel au genou droit, que son volume étant doublé, elle ne pouvoit marcher sans béquilles. Elle vint ici ; je lui fis administrer des bains tempérés et des douches d'eau thermale ; je la mis à l'usage de l'eau ferrugineuse en boisson, mêlée avec le sirop de Le Sage ; je lui prescrivis un régime analogue, et son état s'améliora. Le flux menstruel, jusques-là irrégulier, devint périodique ; le genou s'amollit, se raffermit, se fortifia, reprit ses proportions naturelles ; deux mois après, la santé étoit rétablie entièrement, et la malade marchoit sans secours.

Observ. 44.   Marie Palot, de Couzon, âgée de 42 ans, étoit dans le même cas, et a retiré le même fruit d'un traitement semblable.

Observ. 45.   F. Davignau, de Clamecy (Nièvre), avoit depuis quatre ans un engorgement de cette espèce au genou, qui a cédé en 36 jours.

I V.

Mal vertébral,

Ou engorgement des ligamens et cartilages inter-vertébraux ; déviation de la colonne vertébrale ; Paralysie des extrémités inférieures.

Observ. 46.   M. Jules de la Chenaye, âgé de dix ans, d'un tempérament sanguin, avoit passé sa vie en Angleterre, dont le climat avoit sans doute développé chez lui le vice scrophuleux. Les glandes du col et des aînes s'étoient engorgées ; la colonne vertébrale s'étoit déviée, et les extrémités inférieures étoient paralysées presque complétement, lorsqu'il vint à Bourbon en l'an 10. L'âge, la figure, l'esprit de cet enfant, tout m'inté-

ressa à son sort, et m'inspira le desir de l'améliorer.
Il m'étoit adressé par un médecin instruit (91) qui
l'avoit préparé à ce voyage, et je cherchai à réaliser
les espérances qu'il lui avoit fait concevoir.

Les sirops de Belet et de Le Sage, à la dose de quelques cuillers, la boisson des eaux acidules ferrugineuses et ferrugineuses, mêlées au vin pendant le
repas, et seules ou coupées avec les eaux thermales le
matin à jeûn, celles ci en bains froids, un régime
tonique, un exercice modéré et le changement d'air
commencèrent la cure. Les extrémités supérieures se
fortifièrent, les inférieures retrouvant une partie de
leur irritabilité, permirent quelques mouvemens, et
je crus, après l'administration d'un ou deux gros de
pillules de Beloste en quatre ou cinq doses éloignées
chacune de plusieurs jours, pouvoir passer à celle
des douches descendantes : je les fis donner de 30 à
39°, et un bain frais leur succédoit.

Cette méthode continuée pendant un certain temps,
fut suivie du plus grand succès, et M. J. de la Chenaye est parti d'ici après un séjour de deux mois,
y laissant ses béquilles, et jouissant d'une excellente
santé.

Clément Guillaumain, de Charly, étoit dans le Observ. 47.
même état, et a été traité aussi heureusement.

J'ai cependant quelques' exemples opposés, et
j'ai vu cette cruelle maladie, digne d'occuper des
hommes aussi savans que Pott et le docteur Duchanoy (92), résister à l'action de tous les moyens curatifs qu'ils proposent, sans exception du double et
large exsutoire établi à la région lombaire. Le vice

---

(91) Le docteur Brunau, de Tours.
(92) Du Mal vertébral, ou de l'impotence des extrémités
inférieures, par *Percival-Pott*, traduction de *Duchanoy*.

étoit probablement plus grand , et l'accident plus grave; sans cela n'eût-il pas cédé à des secours aussi sûrs que ceux des eaux de Bourbon-l'Archambault , dont les moyens d'administration sont si variés ? Un répercussif aussi actif que celui du bain russe , opérera toujours des prodiges dans ce genre d'affection.

Mal fémoral ,

Ou engorgement des ligamens , cartilages et glandes des articulations du fémur avec l'os des hanches , et luxation spontanée de cet os.

Mon objet n'est pas de discuter les causes de la luxation spontanée du fémur , et de prouver qu'elles sont externes ou internes ; j'aime à le croire avec Boyer , parce que c'est le cas de jurer *in verba magistri* , et je veux seulement confirmer la théorie de ce professeur , si bien exposée per Richerand (1) , sur la marche et le développement de cette maladie , et indiquer un moyen presqu'infaillible de la guérir lorsqu'elle dépend du vice scrophuleux , et qu'elle n'a pas fait des progrès trop rapides.

De toutes les connoissances médicales , la science du diagnostic est la plus difficile et la plus nécessaire ; c'est elle qui doit éclairer ici , et c'est à son ignorance qu'il faut attribuer tant de pronostics effrayans, heureusement démentis.

L'engorgement des ligamens , des cartilages et des glandes synoviales de l'articulation du fémur avec l'os des hanches (de la glande innominée surtout) ,

____

(93) Leçons de Boyer , sur les Maladies des os , rédigées en un traité complet , par Anth. Richerand.

est plus fréquent qu'on ne le pense ; il s'opère lentement, et ne se fait soupçonner que lorsque la tête de l'os, poussée hors de la cavité cotyloïde, et celle-ci devenue glénoïdale, l'extrémité inférieure correspondante s'alonge, la claudication a lieu, et bientôt la luxation et le raccourcissement de l'extrémité. On s'assure aussi de son état, lorsque la mort du sujet en a été la suite. Ainsi, le mal fémoral (94) a-t il trois périodes ; dans l'un, et c'est le premier, l'engorgement commençant devient sensible par l'alongement de l'extrémité et la claudication ; dans l'autre il se manifeste par la luxation et le raccourcissement ; et le dernier, toujours accompagné de dépôts, d'ulcération, de carie, et souvent de métastase, se termine ordinairement par la mort.

On voit l'utilité de combattre cette maladie dès le principe.

Principiis obsta, serò medicina paratur,
Cùm mala per lungas invaluere moras.

Et ce précepte d'Horace trouve ici une application heureuse.

En effet, si les eaux de Bourbon-l'Archambault guérissent toujours complètement cette affection scrophuleuse dans son premier temps, si toujours elles sont avantageuses dans le second, jamais elles ne changent le dernier, dont tous les remèdes ne peuvent qu'éloigner le terme fatal.

---

(94) J'appelle cet état pathologique, *Mal fémoral,* par imitation du *Mal vertébral.*

Mal fémoral.

1.er période. — *Engorgement des cartilages, des ligamens et des glandes synoviales ; alongement de l'extrémité ; claudication.*

Observ. 48. M.lle S. Jardillier, âgée de huit ans, d'un tempérament lymphatique et bilieux, avoit eu des engorgemens scrophuleux qu'on avoit combattus avec succès. Cependan sa pâleur, l'état de sa peau et celui du système lymphatique, donnoient à ses parens des craintes qui devinrent très-vives, lorsqu'ils la virent marchant difficilement et toujours avec claudication.

Appelé près d'elle pour l'examiner, je reconnus l'alongement de l'extrémité inférieure et droite, et l'engorgement des glandes inguinales, signe de celui des substances inter-articulaires ; et ces deux symptômes réunis à ceux déja indiqués, caractérisoient trop le mal fémoral dans son premier temps, pour que je le méconnusse.

On lui avoit fait prendre des bains sans avantage ; je proposai les douches descendantes d'eau thermale à une chaleur augmentée graduellement, et dirigées sur la partie affectée.

J'annonçai la possibilité de la luxation, si on ne suivoit mes conseils ; et le père, homme sage et instruit, s'y rendit sur le champ. Quelques jours suffirent pour diminuer sensiblement la longueur de l'extrémité : après huit douches elle avoit ses proportions naturelles, et la claudication étoit à peine visible ; à la quinzième, la cure fut radicale. Deux ans l'ont confirmée, et ont fortifié la santé de cette jeune personne, qui se livre à tous les exercices du corps avec autant de liberté que si jamais elle n'eût eu l'accident dont elle est guérie.

Mal fémoral.

2.me **période.** *Engorgement des substances articulaires,
luxation récente , paralysie des extrémités inférieures,
claudication , etc.*

Marguerite Bouculat, de Gipcy, agée de 15 ans , Observ. 49.
d'un tempérament phlegmatique , étoit sujette à des
engorgemens, à des lassitudes et à des douleurs vagues qui s'accordoient avec toute l'habitude de son
corps pour annoncer un vice scrophuleux. Au commencement de l'an 11 (1803), ses douleurs devinrent plus violentes, ses accidens s'aggravèrent ; il s'y
joignit difficulté de respirer, toux sèche, constipation , claudication du côté gauche , et une atonie
générale qui , en paralysant les extrémités inférieures , la condamna à garder le lit. Elle étoit dans
cette déplorable situation , et prête à expirer , lorsque je fus appelé près d'elle.

Son état examiné superficiellement en eût imposé , et
eût fait croire à l'existence d'une phtisie pulmonaire ;
mais son âge s'accordoit avec ses accidens, pour me
prouver que c'étoit le mal vertébral parvenu à son
second période, et compliqué d'une fièvre lente nerveuse, et de la luxation spontanée du fémur, chassé
de la cavité cotyloïde de l'os des hanches , devenue glénoïdale par l'engorgement des substances
inter-articulaires et de la glande innominée.

Arrêter les progrès de la maladie , et mettre la
jeune personne qu'elle attaquoit dans le cas de venir prendre les eaux de Bourbon - l'Archambault
pour y continuer son traitement , telles étoient les
indications.

Pour les remplir, je défendis les purgatifs dont on avoit fait un usage abusif; l'eau d'orge miellée et coupée avec du lait (95), nourriture habituelle du sujet, le bouillon de poulet, un peu de bon vin, quelques cuillerées de syrop de Le Sage et le vinaigre anti-scorbutique en gargarismes, furent les seuls alimens et médicamens usités. La fièvre cessa, la peau se colora, les extrémités se fortifièrent, les engorgemens diminuèrent, et elle put prendre de l'exercice, de la gaieté, et marcher avec des béquilles. J'ordonnai alors l'eau acidule ferrugineuse de Saint-Pardoux mêlée au syrop de Le Sage le matin, et au vin pendant le reste du jour, de bons bouillons gras, le cresson et les plantes chicoracées et crucifères pour nourriture, l'exercice et le changement d'air. La santé s'améliora, et Marguerite Bouculat vint à Bourbon n'ayant plus que sa luxation et une claudication accompagnée de foiblesse, qui rendoit la marche impossible sans le secours des béquilles.

La continuation du traitement précédent, les bains et les douches d'eau thermale ont complété la cure. Elle avoit exigé trois mois, dont deux de séjour pour prendre les eaux; et lors du départ la marche étoit si aisée, les engorgemens si bien dissipés, que la claudication étoit nulle, ou du moins insensible.

Depuis ce temps, tout a été de mieux en mieux, et l'apparition du flux menstruel a assuré la durée de cet heureux changement.

---

(95) *Lac dare capitis dolentibus malum, etc.*
Convenit verò tabidis non admodùm valdè febricitantibus dare, et in febribus lungis et languidis, nullo ex suprà dictis signis præsente; et præter rationem quidem extenuatis. HIPP. *sect. v, aph. 64.*

J'ai un exemple du mal fémoral parvenu au second période, et qui n'a pas cédé entièrement à l'action des eaux, car il est resté foiblesse et claudication. J'en conclus qu'il faut l'attaquer dès le principe, et espérer une amélioration certaine, même dans le second temps, lorsque l'on n'obtient pas une cure radicale.

Je ne parle point du dernier période; l'ouvrage du docteur Portal (96), et les observations de Salmade, en présentent le traitement, dans lequel les eaux peuvent rarement entrer.

CLASSE non déterminée.

CHAPITRE XVII.

Diabetès, Obstructions, Maladies laiteuses.

On juge sans doute avec moi que le diabetès doit trouver un remède puissant dans les différentes sources de Bourbon-l'Archambault, lorsqu'il n'est encore qu'à ses premiers périodes; mais cette maladie s'y présente si rarement, que je n'ai pas eu occasion de l'y traiter.

Ordre III.

Hydropisies.

Je pourrois ici faire apprécier et prouver l'efficacité des eaux acidules ferrugineuses en boisson, et quelquefois des eaux thermales en douches descendantes

----

(96) Observations sur le Rachitisme, etc.

dans l'ascite et l'anasarque; mais je me réserve de le faire en parlant de la source de Saint-Pardoux (97).

Quant aux obstructions et à toutes les maladies laiteuses, elles sont symptomatiques, et j'ai assez prouvé le succès avec lequel on les traitoit à Bourbon. Je ne citerai qu'une observation à l'appui de toutes celles qui sont déja réunies.

Observ. 50. Mme Laurigeon, de Bussière, âgée de 30 ans, eut, à la suite d'une couche, des accidens graves qui annoncèrent une métastase. Il se fit une éruption à la peau; elle se supprima, et il y eut embarras des premières voies et fièvre. Un traitement sage détermina le retour de l'humeur répercutée, qui se fixa sur la jambe droite et le genou, rendit la marche pénible, causa la claudication, et força à emprunter des secours étrangers, comme le bras d'une autre personne, ou un bâton, chaque fois que la malade voulut faire quelques pas. Elle étoit dans cet état, et avoit la jambe raccourcie de plusieurs pouces, et fléchie sur la cuisse, lorsqu'elle vint à Bourbon. La boisson des eaux ferrugineuses, du petit lait et des sucs d'herbes dépuratoires, des bains tempérés et des douches descendantes de 30 à 35°, rétablirent les choses dans l'état naturel, et cette dame partit de Bourbon après un séjour de cinq semaines, marchant sans claudication, et très-bien portante.

CHAPITRE XVIII.

Des Plaies, et de leurs suites.

Les plaies récentes exigent d'autres moyens curatifs que les eaux thermales et minérales; c'est par des

______

(97) Voyez cet article.

dilatations hardies que l'on parvient à la cure de celles qui sont dues à l'action des instrumens piquans et contondans ; et par une réunion prompte et exacte, qu'on guérit celles faites par des instrumens tranchans.

Mais malgré le traitement le mieux dirigé, souvent il reste des accidens qui troublent plus ou moins l'économie animale, et ce sont eux que les eaux thermales de Bourbon - l'Archambault combattent victorieusement. De tout temps on l'a reconnu, et je ne veux que le confirmer par quelques observations.

I.

Rétraction musculaire, et claudication.

M. Durand, propriétaire de Gros-Sourd, département du Cher, âgé de 22 ans, eut un dépôt à la partie inférieure, interne et postérieure de la cuisse droite, entre les muscles adducteurs, couturier, et biceps fémoral, dépôt qui fut ouvert, et qui nécessita des dilatations que suivit une cicatrice profonde et adhérente, la rétraction des muscles, le raccourcissement de la jambe correspondante, et la claudication.

Observ. 31.

Il vint à Bourbon, et les bains tempérés d'eau thermale ont suffi pour détruire l'adhérence de la cicatrice, rendre aux muscles leurs mouvemens, permettre à l'extrémité de s'alonger, et faire cesser la claudication.

I I.

Rétraction musculaire, suite d'une plaie d'arme à feu, et rendant les mouvemens de fléxion et d'extension impossibles.

Observ. 52.   Un chasseur à cheval du 22.ᵉ régiment, est venu à Bourbon en l'an 10, avec la cicatrice d'une plaie d'arme à feu qui avoit traversé l'avant-bras et causé la rétraction des muscles extenseurs du pouce droit; doigt qui, toujours étendu, rendoit presque inutile le reste de la main. Les bains et les douches d'eau thermale continués pendant un mois, ont détruit l'adhérence de la cicatrice et rendu faciles l'extension et la flexion (98).

I I I.

Rétraction musculaire, suite de plaies d'arme à feu.

Observ. 33.   M. Delaporte, officier distingué, avoit reçu plusieurs coups de feu, et l'un deux avoit traversé la partie postérieure des deux cuisses, fracturé le fémur du côté gauche, et contondu les muscles biceps fémoral demi-membraneux, triceps fémoral et coutu-

---

(98) M. de Brys, mon grand-père, a vu, pendant qu'il traitoit M. des Echerolles des suites d'une plaie d'arme à feu à l'avant bras, la cicatrice se r'ouvrir, donner issue à des lambeaux de vêtement retenus depuis plusieurs années, et qui sans doute causoient la tension et la douleur existantes; car elles cessèrent immédiatement après, et la plaie se cicatrisa. Cet officier quitta Bourbon jouissant d'une excellente santé, qu'il a longtemps conservée.

rier. La cicatrice de cette plaie étoit accompagnée d'une rétraction musculaire qui rendoit la marche impossible sans béquilles, et raccourcissoit de plusieurs pouces les extrémités inférieures, en les tenant dans une demi-fléxion continuelle.

Il se rendit à Bourbon-l'Archambault dans ce triste état, et en partit quelques mois après, marchant aisément seul, exécutant sans peine tous les mouvemens, et assez bien portant pour rentrer au service.

I V.

Accidens graves , suite d'une plaie faite par un instrument piquant.

M. Dulac (99), lieutenant de vaisseau, reçut un coup d'épée deux pouces au-dessus de l'ombilic, et à trois de la ligne blanche. La plaie parut légère, et il fit une demi-lieue à pied pour se rendre chez lui. A peine y fut-il, que la fièvre, des vomissemens, le météorisme du bas-ventre, des douleurs à l'hypogastre, à la région lombaire, et l'insomnie annoncèrent que la maladie étoit plus grave qu'on ne le croyoit. Les dilatations et les autres moyens indiqués furent inutilement mis en usage : le corps resta plié en deux, le menton touchant les genoux : les douleurs devinrent atroces, et le plus petit mouvement les aggravoit. Décidé à guérir ou à se tuer, il vint à Bourbon, et sollicita vivement la permission de

Observ. 54.

____

(99) 1783. M. Dulac a été traité par mon père, qui a inséré son observation dans le supplément à l'Essai sur les Eaux de Bourbon-l'Archambault.

prendre les eaux. Mon père hésitoit à la lui accorder, et ne s'y décida que pour ne pas le désespérer. Cependant léur administration calma sur le champ les maux, redressa le tronc, et si cela eût duré, la cure étoit opérée ; mais au contraire, les douleurs se firent sentir de nouveau très-vivement, et le malade désespéré vouloit terminer des jours devenus insupportables.

L'application d'un large vésicatoire qui occupoit la colonne vertébrale dans toute son étendue parut le dernier remède, et on le tenta, croyant qu'il existoit une suppuration lente et insensible, qui fusoit dans les lames du tissu cellulaire, et à laquelle il falloit créer un foyer dans l'instant où l'action des eaux avoit appelé au-dehors toute l'irritation. L'événement justifia ces présomptions, et le vésicatoire levé, on vit partir mille petits jets purulens, dont l'écoulement, entretenu quelque temps, suffit pour assurer là cure radicale.

CHAPITRE XIX.

Des fractures et de leurs suites.

La réduction des fractures, chose si simple en apparence, est l'écueil continuel de la chirurgie. Il en est peu d'obliques qui ne soient suivies de claudication et de foiblesse ; aussi a-t-on des occasions fréquentes de juger l'efficacité des eaux thermales de Bourbon, à la suite de toutes les solutions de continuité des parties dures. J'en citerai un exemple.

Observ. 55.   J. Micault de Louroux, âgé de 60 ans, se fractura la jambe droite complètement et avec déplacement: la réduction fut mal faite ; 1 se forma des dépôts sur la face externe de l'os, et entre les muscles jambiers antérieurs et extenseurs des orteils. La consolidation et la cicatrice se firent ; mais il resta une saillie osseuse en avant, un raccourcissement de la jambe, et une foiblesse extrème, qui exigèrent le secours des béquilles, pour marcher même lentement. Les eaux thermales en boisson, en bains et en douches, surtout en bains locaux, ont rétabli la force perdue, ont permis l'extension de la jambe : la marche a été facile, et la cure si complète, que le malade a fait quatre lieues à pied pour retourner chez lui.

CHAPITRE XX.

Des contusions, des luxations, des entorses, et de leurs suites.

I.

Extension continuelle des doigts, à la suite d'une chûte.

Prost, jardinier à Moulins (Allier), âgé de 36 ans, Observ. 56. fit une chûte sur le poignet droit, qui causa une violente contusion. L'engorgement fit présumer une luxation, mais il n'en existoit pas ; et les moyens de réduction employés ne firent que concourir, avec les autres accidens, à maintenir les doigts voisins dans une extension forcée. Il ne pouvoit se servir de cette main, éprouvoit beaucoup de gêne dans les mouvemens du poignet, et des douleurs par fois assez vives, lorsqu'il me consulta. Je lui fis prendre des bains locaux d'eau thermale répétés trois ou quatre fois par jour, la douche descendante, et il fléchit les doigts et le poignet sur la main, n'éprouva plus de douleurs, et fut guéri radicalement après six semaines de traitement.

I I.

Entorse violente causée par une chûte.

Observ. 57.

Un chasseur du 22.ᵉ régiment fit une chûte de plus de 10 mètres (environ 30 pieds) de haut, et retomba sur le pied droit. On le transporta à sa caserne ; on employa le traitement anti-phlogistique, jugé convenable, et l'on prévint ainsi les accidens les plus graves ; mais il resta un gonflement considérable et une tension douloureuse qui l'empêchèrent de marcher. On me l'envoya dans cet état, et les eaux thermales employées en bains et en douches, quelques applications de cornets, suffirent pour le guérir radicalement.

I I I.

Contusion du nerf articulaire : Paralysie incomplète du bras gauche, suite d'une chûte.

Observ. 58.

P. Tarsot fit une chûte sur l'épaule droite, chargée alors d'un sac de blé très-pesant. On le releva, et on m'engagea à le voir. Je ne reconnus ni fracture, ni luxation, mais seulement un gonflement léger et une impossibilité absolue d'élever l'extrémité supérieure et droite. Les résolutifs suffirent pour dissiper le gonflement ; mais rien ne put faciliter les mouvemens. Je ne doutai pas que cet état ne dépendît de la compression du nerf articulaire et de ses rameaux, et qu'il ne fût la cause de cette paralysie.

J'exposai l'extrémité malade à l'action de la douche descendante d'eau thermale portée à une chaleur de 40 à 45°, et j'en obtins le succès desiré. P. Tarsot éleva peu-à-peu son bras, et aujourd'hui il exécute aisément tous les mouvemens naturels.

Qu'on jette les yeux sur tant de malheureux, victimes de l'impéritie, et l'on appréciera un moyen curatif précieux dans une maladie trop peu connue.

CHAPITRE XXI.

De l'anchilose, et des tumeurs indolentes.

J'ai prouvé l'avantage des eaux thermales de Bourbon-l'Archambault dans les anchiloses incomplètes et dans les tumeurs indolentes ou symptomatiques qui sont susceptibles de résolution ; de nouvelles observations sont donc inutiles ici.

CHAPITRE XXII.

Récapitulation des maladies dans lesquelles l'usage des eaux thermales et minérales de Bourbon-l'Archambault est indiqué.

Si j'ai rempli mon but, on ne doit plus douter de l'efficacité des eaux thermales et minérales de Bourbon-l'Archambault , à la suite de quelques fièvres intermittentes et rémittentes méningo-gastriques et adéno méningées, dans le catarre de la vessie, dans les gonorrhées et les leucorrhées anciennes et entretenues par une atonie locale, dans les rhumatismes chroniques et goutteux, dans le flux hémorroïdal excessif ou irrégulier, dans la chlorose, la stérilité, et tous les vices de menstruation, dans les premiers périodes de l'hypocondrie, de la mélancolie et de l'hystérie , dans l'épilepsie symptomatique et qui attaque les enfans, dans l'apoplexie, soit qu'il s'agisse d'en prévenir l'apparition ou le retour, dans les différentes espèces de paralysie, apoplectique, épileptique, hémorroïdaire, menstruelle, rhumatismale, gastrique, goutteuse, laiteuse, rachialgique et accidentelle ; dans les maladies cutanées, dans le scorbut et la paralysie scorbutique, dans les affections dartreuse et psorique, dans le vice scrophuleux et ses accidens, tels que les engorgemens, les ulcères, l'hydropisie des articulations et les fausses anchiloses, le mal vertébral et le mal fémoral (dans les deux premiers temps); dans le diabetès, dans les maladies laiteuses et dans les obstructions. Ces eaux ne sont pas moins actives dans les suites de plaies, de chûtes, de fractures, de luxations, d'entorses, dans toutes les contusions, rétractions musculaires et tumeurs symptomatiques ou indolentes susceptibles de résolution (100).

L'observation de plusieurs siècles qui dépose en faveur des eaux de Bourbon-l'Archambault, achevera de convaincre ceux à qui il resteroit des doutes.

Medicina non ingenii humani partus,
sed temporis filia. Bagliv.

---

(100) Je crois remplir les vues de beaucoup de praticiens, en plaçant ici le tableau suivant, que j'ai fait avec exactitude et impartialité.

NOMS Des sources qui ont quelqu'analogie avec les eaux thermales de Bourbon - l'Archambault.	DIFFÉRENCES ESSENTIELLES.	MALADIES Où leur usage est préférable.
BARÈGES. (Hautes-Pyrénées.)	Gaz hydrogène sulfuré et savonule végétal plus abondans. Substances salines moins variées et bien moins abondantes; Gaz acide carbonique et calorique moins abondans; Fer absent; Action plus diaphorétique, moins incisive, bien moins tonique, peut-être moins résolutive et sans doute moins détersive.	Maladies cutanées, engorgemens squirreux et anciens de la matrice.

NOMS Des sources qui ont quelqu'analogie avec les eaux thermales de Bourbon - l'Archambault.	DIFFÉRENCES ESSENTIELLES.	MALADIES Où leur usage est préférable.
BOURBONNE-LES-BAINS. (Haute-Marne.) et BALARUC. (Hérault.)	Substances salines plus abondantes, mais moins variées; Gaz acide carbonique et hydrogène sulfuré, savonule végétal et fer très rares ou absens; Action âcre, purgative et irritante plutôt qu'incisive, que résolutive, détersive et tonique, comme celle des eaux de Bourbon-l'Archambault.	Paralysie, accompagnée de lésion grave des fonctions intellectuelles
MONT-D'OR. (Cantal.)	Gaz acide carbonique plus abondant; Substances salines moins variées et moins abondantes; Fer en très-petite quantité, et peut-être même absent; Gaz hydrogène sulfuré absent.	Maladies chroniques adynamiques, accompagnées d'affection des organes de la respiration. Nota. C'est la source froide de la Magdelaine, et son voisinage des eaux thermales du Mont d'Or, qui doivent y attirer ceux dont la poitrine est délicate.
VICHY. (Allier.)	Substances salines plus abondantes; Gaz hydrogène sulfuré absent; Savonule végétal et fer si rares, que leur existence, surtout celle du métal, peut être contestée; Calorique moins abondant; Action laxative, fondante et tonique bien reconnue, lorsqu'on les prend en boisson; action presque toujours nulle ou dangereuse, lorsqu'on les emploie en bains et en douches;	Dans les obstructions, dans les maladies chroniques du foie, de la rate et des organes digestifs, la boisson des eaux de Vichy est toujours salutaire; mais il faudroit la faire suivre des bains et des douches de Bourbon - l'Archambault. Cette pratique a eu le plus grand succès dans le siècle dernier, et on y reviendra sans doute.

NOMS Des sources qui ont quelqu'analogie avec les eaux thermales de Bourbon - l'Archambault.	DIFFÉRENCES ESSENTIELLES.	MALADIES Où leur usage est préférable.
NÉRIS. (Allier.)	Savonule végétal plus abondant ; Calorique plus abondant dans le réservoir de la source, mais moins dans les lieux où s'administrent les eaux ; Principes salins moins variés , moins abondans ; Gaz acide carbonique et fer rares ; Action plutôt résolutive et consolatrice que détersive, incisive , tonique et stimulante , comme celle des eaux de Bourbon-l'Archambault.	Affections adynamiques, Phlegmasies des muscles, et névroses, } légères.
BOURBON-L'ARCHAMBAULT. (Allier.)	Voyez l'Ouvrage , et particulièrement le précis analytique , pag. 56 et suivantes.	Apoplexie, paralysie, rhumatisme , coliques et toutes leurs espèces ; affections scorbutiques, scrophuleuses, laiteuses et leurs accidens , vices de menstruation et hémorroïdaire , obstructions , maladies du foie, de la rate et des reins ; Rétractions musculaires , tumeurs indolentes , quelques engorgemens et quelques ulcérations de la matrice, de l'anus et du périnée , Fausses anchiloses et suites de plaies, de chûtes , de fractures , de luxations et de contusions.

ARTICLE SECOND.

Eaux ferrugineuses, salines et gazeuses, de la fontaine de Jonas.

Le hasard fit découvrir à Bourbon-l'Archambault une source ferrugineuse vers la fin du seizième siè-cle. Un suisse de M. de Souvrai, qui prenoit à Bourbon les eaux thermales, s'amusant à creuser dans le sable, vit jaillir de l'eau, en fit un petit bassin, et dut à cette boisson la guérison d'un flux spermatique habituel, reste d'une gonorrhée. Son nom de *Jonas* fut donné à la source, et lui resta jusqu'à ce que le maréchal de Noailles, qui étoit venu en faire usage, l'eût fait environner de murs et orner comme une fontaine. Les habitans l'appelèrent alors fontaine de *Noailles*; mais cette dénomination s'est oubliée, et celle de *Jonas* subsiste seule aujourd'hui.

PREMIÈRE PARTIE.

ÉTAT PHYSIQUE.

CHAPITRE PREMIER.

Cette source est située au sud-ouest de la ville, à 200 mètres (120 toises) de l'établissement thermal, au pied d'une colline à laquelle elle est adossée, et qui paroît composée de silex, d'argile et de terre calcaire. *Situation.*

Elle suinte à travers une masse graniteuse, et tout porte à croire qu'elle descend du faubourg de la *Origine.*

paroisse , ce qui la rapproche beaucoup du cours des eaux thermales , et me fait présumer que le fond de la colline est un composé de pyrites martiales , traversées par ces deux espèces d'eaux minérales dans des endroits différens.

Volume.

Il seroit difficile de juger son volume, parce qu'elle ne forme point de gerbe, et suinte seulement : on ne l'estime donc que par comparaison ; or l'on sait qu'elle fournit 120 pintes (litres) par heure, ou 2880 par jour.

Distribution.

Elle est renfermée dans un bassin creusé dans la roche où elle paroît, et qui lui forme un encaissement solide ; un mur de quatre pieds carrés (1 mètre) fait son réservoir, et il est surmonté de quatre colonnes en pierre qui en soutiennent une autre platte, et préservent ainsi le bassin des eaux pluviales, en le laissant cependant exposé au contact de l'air. Un mur environne son enceinte, et rien ne manque à ce petit établissement, dont les seules réparations fréquentes sont celles qu'exige l'obstruction de la conduite du trop plein, par le dépôt qu'y laissent les eaux.

Lorsqu'elles en sont sorties, elles suivent un ruisseau qui les amène sur la place des Capucins, dans les voûtes de la ville qu'elles suivent jusqu'au delà du petit bassin thermal, où elles vont se perdre dans les égoûts. C'est là que je me propose de les prendre pour les conduire dans les piscines où s'administreront les boues thermales. On emploiera ainsi en bains ferrugineux le superflu de la boisson ; et cette partie essentielle de son usage n'en souffrira pas.

Propriétés physiques.
1. Pétillement ou détonnation.

L'on n'entend aucun bruit près de son réservoir, et l'on voit très-peu de bulles se former à sa surface ; mais si on en verse dans une bouteille et qu'on l'agite, quelquefois elle se débouche ; si on ne la remplit pas entièrement et qu'on l'agite , on voit, en la renversant , le gaz la traverser pour aller occuper la partie supérieure, et en la débouchant après l'avoir retournée , on entend un sifflement.

Ces eaux sont donc gazeuses ; mais la lenteur de leur cours , la présence de leurs principes fixes terreux et alcalins, et le contact de l'air leur enlèvent ce gaz ou le neutralisent à-peu-près.

Elles ont l'aspect jaunâtre dans leur réservoir, et le doivent au dépôt de carbonate de fer qui s'y fait ; mais quand on les a puisées, elles paroissent limpides et d'une couleur analogue à celle de l'eau ordinaire. Un séjour de quelques heures suffit pour couvrir du même dépôt les parois des vases où elles sont contenues ; et si on les y conserve quelques jours, il augmente tellement que les principes fixes , suspendus , se précipitent , et ces eaux perdent leurs propriétés , surtout leur saveur.   *2. Couleur.*

Celle-ci est réellement martiale, et suffiroit pour les faire ranger parmi les eaux de cette classe, quand le gaz acide carbonique y seroit plus abondant et plus actif ; elle est agréable dans le mélange de ces eaux avec le vin.   *3. Saveur.*

Le thermomètre de Réaumur, plongé dans le réservoir, marque 8°, et s'y soutient toute l'année : jamais elles ne gèlent. On voit au contraire dans les grands froids une espèce de nuage à leur surface, qui est dû à la volatilisation du gaz acide carbonique et au dégagement du calorique, augmentés par l'état de l'atmosphère.   *4. Température.*

L'aréomètre de Cartier marque 9° ¼ , pesanteur un peu plus grande que celle de l'eau ordinaire , très-supérieure à celle de l'eau distillée , à celle des autres   *5. Pesanteur spécifique.*

sources thermales ou minérales de Bourbon-l'Arc-chambault, et qui dépend de la quantité moindre de gaz qu'elles contiennent.

6. Dépôts. Sur les bords de leur réservoir est une conferve peu abondante, se formant difficilement, verte d'un côté, jaunâtre de l'autre, et restant très-longtemps implantée sur les murs (101), tandis que le dépôt qui la recouvre s'en détache, et va obstruer la conduite du trop plein.

SECONDE PARTIE.

ÉTAT CHIMIQUE.

CHAPITRE II.

Essai des gaz. J'ai versé sur une pinte (à-peu-près un litre) de ces eaux neuf livres d'eau de chaux : la liqueur a blanchi, s'est troublée et a formé un dépôt qui, pesé après filtration et dessication complète, a offert 29 grains, dont les $\frac{19}{32}$ ôtés, il n'est resté que $11\frac{20}{32}$, sur lesquels, en déduisant encore 4 grains et un $\frac{1}{3}$ qui sont unis comme on le verra à l'oxide de fer, il n'en reste que $7\frac{9}{32}$ d'acide carbonique à l'état gazeux. Il est, je crois, peu d'eaux ferrugineuses qui n'en contiennent autant, et je le fais remarquer pour bien établir la différence qui existe entre les trois sources de Bourbon-l'Archambault.

---

(101) C'est l'espèce appelée par Villars *fœtida*, que recouvre en partie la terre martiale des eaux. On devroit donc l'appeler *conferva ferruginosa*.

Versés sur les eaux ferrugineuse de Bourbon-l'Archambault, ou de la fontaine de Jonas ,

1. La teinture de tournesol les rougit.

2. Le syrop de violette les verdit.

3. L'eau de chaux les blanchit , les trouble et forme un précipité qui se dépose en sulfate calcaire avec dégagement de gaz acide carbonique, par l'addition de l'acide sulfurique affoibli , et la liqueur reprend sa limpidité.

4. La potasse caustique s'y dissout et forme un précipité.

5. Le gaz ammoniaque n'a aucune action.

6. L'acide sulfurique en dégage seulement des bulles, même lorsqu'on réchauffe la liqueur mélangée.

7. Le prussiate de chaux o. Mais en ajoutant quelques gouttes d'acide muriatique, il leur donne une couleur bleu - de - prusse , et fait un précipité semblable.

8. Le prussiate de potasse les verdit légèrement ; par l'addition de l'acide nitrique il leur donne une couleur bleu-de-prusse, et fait un précipité analogue.

9. Le nitrate d'argent les trouble, rend leur surface d'un bleu clair, et finit par causer un précipité en stries blanches.

10. Le nitrate de mercure   cause le même précipité, plus strié.

11. L'oxalate d'ammoniaque leur donne la couleur blanche du lait, et fait un précipité.

12. Le muriate de Baryte   les blanchit, les trouble, et donne lieu à un précipité.

13. L'acétite de plomb.   les trouble, forme sur le champ un précipité abondant de muriate de plomb, et la liqueur reste claire au-dessus.

14. La teinture de noix de galle   les rougit.

Ces effets de l'impresion des réactifs sur ces eaux, m'ont prouvé qu'elles contenoient :

1.º Une petite quantité d'acide libre qui avoit rougi foiblement la teinture de tournesol, et s'étoit précipité en carbonate calcaire par l'addition de l'eau de chaux ; or je savois que c'étoit du gaz acide carbonique.

2.º Un alcali et spécialement de la soude indiquée par la couleur verte qu'avoit prise le syrop de violette, et par le précipité de muriate de soude dû au nitrate d'argent.

L'acide nitrique n'ayant aucune action sur le précipité par l'eau de chaux, il étoit certain que l'acide carbonique ne s'unissoit pas à la substance alcaline.

3.º De l'acide sulfurique prouvé par le précipité du muriate en sulfate de Baryte ; et du sulfate de soude, puisque l'acide nitrique versé sur ce sel précipité ne l'altéroit pas.

4.º Du fer à l'état de carbonate ou d'oxide noir uni à l'acide carbonique, démontré par la couleur

bleu de Prusse du mélange de ces eaux avec les prussiates de chaux et de potasse, aidés par l'addition de
quelques gouttes des acides muriatique et nitrique, et
par l'absence du sulfate de fer dans les précipités que
font l'eau de chaux et le gaz ammoniac.

Ce métal est d'ailleurs très-visible dans les dépôts, quoique peu attirable à l'aimant, ce qui
rendoit douteux s'il y est à l'état d'oxide jaune ou
noir, sans les expériences ultérieures qui prouvent
ce dernier état. Ces connoissances préliminaires s'accordoient avec les apparences pour me faire croire
qu'aucun des principes de ces eaux ne m'étoit échappé,
et qu'elles contenoient des sels calcaires et alcalins à
base sulfurique et muriatique ; et du fer uni à l'acide
carbonique, qui étoit en partie à l'état gazeux.

Pour terminer mon travail, j'ai fait évaporer
dans un matras de verre au bain de sable, dans
une bassine d'argent et dans une terrine bien
vernissée sur le feu, 36 pintes, mesure de Paris,
d'eau minérale de la fontaine de Jonas. J'ai vidé
la liqueur réduite de chaque côté à trois livres
dans trois capsules de porcelaine, et je les ai exposées, jusqu'à la fin de l'opération, à la chaleur
du bain de sable. J'ai obtenu trois résidus à-peu-
près d'un poids égal, et dont le terme moyen, la
siccité complète, étoit de 2 gros moins un grain
ou 143 grains.

Lorsque l'eau avoit commencé à s'échauffer, elle
s'étoit couverte de bulles qui sembloient monter et
descendre ; la liqueur restant claire, j'avois vu des
flocons gazeux naître et disparoître sur les parois
des vases.

Au milieu de l'opération, un précipité jaune avoit
commencé à se faire, et une poudre noire s'étoit

fixée sur les côtés. La liqueur transvasée et les dépôts bien mélangés avec elle dans chaque capsule de porcelaine, elle étoit devenue d'un jaune orange, ainsi que son précipité, qui avoit paru descendre presque tout au fond des vases.

Le résidu de chaque opération avoit une couleur jaune où l'on distinguoit le mélange d'une poudre grise et noire; il avoit une saveur légèrement caustique, et attiroit un peu l'humidité de l'air.

Traitement de ce résidu par l'alcohol. Introduit dans un matras de verre avec quatre fois son poids d'alcohol, la liqueur agitée mise en digestion, et filtrée quelques heures après, avoit prise et conservée une couleur jaune. J'ai versé dessus de l'acide sulfurique qui a précipité du sulfate de chaux, pendant qu'il se dégageoit du gaz acide muriatique. J'ai filtré et essayé ensuite par l'eau de chaux cette liqueur dépouillée de son précipité, et l'addition de l'eau de chaux n'en a pas déterminé d'autre.

Cette opération a constaté la présence de 25 grains de muriate de chaux.

J'ai confirmé ces résultats par l'essai de la liqueur alcoholique passée sur le deuxième résidu, et l'action de l'eau de chaux n'a encore rien produit, tandis que la cristallisation de celle du troisième, par une évaporation lente, a reproduit le muriate calcaire dans la proportion déja reconnue.

Traitement par l'eau froide distillée. J'ai mis le premier résidu, sur lequel avoit passé l'alcohol, et qui n'avoit changé ni de couleur ni de saveur dans sept à huit fois, son poids d'eau froide distillée. La liqueur est devenue jaune, je l'ai agitée, et laissée reposer alternativement pendant trois ou quatre heures; je l'ai filtrée, et j'en ai retiré un précipité presque noir.

Traitée par le muriate de Baryte, elle a donné un

précipité de sulfate de soude, et par le nitrate d'argent un autre de muriate de soude.

J'ai fait évaporer et cristalliser l'eau froide passée de même et séparément sur les autres résidus; j'ai eu les mêmes effets, et j'ai reconnu la présence dans chacun d'eux de 41 grains de sulfate de soude et de 49 grains de muriate de soude.

J'ai mis le premier résidu traité par l'alcohol et l'eau froide dans 5 à 600 fois son poids d'eau distillée bouillante, et après avoir maintenu pendant un quart-d'heure l'ébullition, j'ai filtré. La liqueur étoit un peu jaune, et ne pouvoit suspendre que du sulfate de chaux, dont je fixai, par la cristallisation, la proportion à 50 grains, et dont la potasse avoit fait reconnoître la nature.

Traitement par l'eau bouillante.

Ce résidu qui avoit résisté à l'action dissolvante des moyens précédens, se mit promptement et entièrement en dissolution dans l'acide muriatique, qui prit une teinte noire à laquelle je n'ajoutai rien en faisant digérer.

Traitement par l'acide muriatique.

La liqueur essayée par le prussiate de potasse, est devenue bleu de Prusse; j'en ai hâté le précipité par l'addition de quelques gouttes d'acide nitrique, et je l'ai recueillie sur un filtre. Ce résidu, qui étoit du prussiate de fer bien séché et pesé exactement, m'a offert un poids de 114 grains $\frac{3}{4}$. Ainsi, d'après les proportions établies par Proust, Cadet et Salverte, c'est-à-dire 55 $\frac{5}{9}$ d'acide prussique, et 44 $\frac{4}{9}$ d'oxide de fer, pour 100 parties de prussiate de fer, j'ai trouvé ici 63 grains $\frac{3}{4}$ d'acide prussique, et 51 grains d'oxide de fer noir qui, comme je l'ai prouvé, est uni à l'acide carbonique.

Cette même liqueur d'où je venois de tirer ce métal, essayée par les carbonates alcalins, n'a rien indiqué.

J'ai traité avec l'acide acéteux un des autres résidus qui avoit passé par l'alcohol, l'eau froide, l'eau
bouillante, et, après quelques jours, le fer rouillé
se distinguoit aisément; et en restant sur le filtre,
représentoit à peu près le même poids qu'avant cette
opération.

Inductions et conclusions. — Les eaux ferrugineuses, salines et gazeuses de Bourbon-l'Archambault ou de la fontaine de Jonas,
contiennent donc :

1. Du muriate calcaire.
2. Du muriate de soude.
3. Du sulfate de soude.
4. Du sulfate de chaux.
5. De l'oxide de fer noir à l'état de carbonate.
6. Et du gaz acide carbonique libre.

Précis de l'analyse chimique. — Ces substances y sont dans une proportion telle,
que 12 pintes (litres) de ces eaux, m'ont offert 25 grains
de muriate calcaire, 49 de muriate de soude, 41 de
sulfate de soude, 50 de sulfate de chaux, 51 d'oxide
de fer noir à l'état de carbonate, et 87 $\frac{9}{32}$ de gaz acide
carbonique.

Ce qui fait pour chaque pinte (litre),

		grains.	milligrammes.
1. Muriate calcaire.........	2.	$\frac{1}{12}$.	(0,111.)
4. Muriate de soude........	4.	$\frac{1}{12}$.	(0,217.)
3. Sulfate de soude.........	3.	$\frac{5}{12}$.	(0,182.)
4. Sulfate de chaux........	4.	$\frac{2}{12}$.	(0,221.)
7. Oxide de fer noir uni à l'acide carbonique, et formant un carbonate.	4.	$\frac{3}{12}$.	(0,225.)
6. Acide carbonique à l'état de gaz.................	7.	$\frac{9}{32}$.	(0,384.)

Et pour chaque livre, la
moitié de cette dose, ou,

1. Muriate calcaire.........	1.	$\frac{1}{24}$.	(0, 56.)

	grains.	milligrammes.
2. Muriate de soude........	2. $\frac{1}{24}$.	(0,109.)
3. Sulfate de soude........	1. $\frac{17}{24}$.	(0,141.)
4: Sulfate de chaux........	2. $\frac{1}{12}$.	(0,111.)
5. Oxide de fer noir uni à l'acide carbonique, et formant un carbonate de fer..	2. $\frac{1}{8}$.	(0,112.)
6. Acide carbonique à l'état de gaz.................	3. $\frac{21}{32}$.	(0194.)

Le dépôt qui se forme dans la fontaine méritoit d'être examiné. Examen
du dépôt.

J'ai versé dessus de l'acide nitrique et de l'acide muriatique, qui n'ont causé qu'une légère effervescence. L'eau de chaux, l'oxalate d'ammoniaque, et le muriate de Baryte, o. Les prussiates de chaux et de potasse se sont colorés en bleu-de-prusse, et par l'addition des acides nitrique et muriatique, il s'est fait un précipité très-prompt et très-abondant de prussiate de fer.

Cette analyse m'a représenté tous les principes soupçonnés avant moi, excepté la magnésie que rien ne m'y a montrée, et qui sans doute n'y existe pas ; elle m'a indiqué leurs proportions jusqu'ici inconnues, et m'a convaincu de l'impossibilité d'exporter ces eaux si utiles sur les lieux (102).

(102) Les eaux ferrugineuses salines et gazeuses, de la fontaine de Jonas à Bourbon-l'Archambault, se rapprochent de celles de Pougues, des Célestins à Vichy, du Pouthon à Spa, de Bussang et de Forges ; mais elles en diffèrent en ce qu'elles sont plus gazeuses, plus ferrugineuses, et qu'elles ne contiennent pas de sels magnésiens, dont la présence diminue toujours l'action tonique et laxative.

Je sais que les eaux de Forges ne passoient pas pour gazeuses, il y a quelque temps encore ; mais quel est le médecin qui ne sait que le fer a besoin d'un gaz pour rester suspendu dans le liquide.

TROISIÈME PARTIE.

ÉTAT MÉDICAL.

CHAPITRE III.

Administration. On prend les eaux ferrugineuses salines et gazeuses de Bourbon-l'Archambault ou de la fontaine de Jonas ordinairement en boisson, et quelquefois en lotions et en injections.

Boisson. On les boit seules ou mélangées avec les eaux thermales, à la source ou dans les maisons, et toujours on les reçoit d'un baigneur qui va en puiser de nouvelle pour chaque verre. Leur dose varie depuis une jusqu'à deux ou trois pintes (litres) prises le matin à jeûn, et autant pendant le jour aux repas, mêlées avec le vin. Elle dépend des circonstances, et ne peut se fixer exactement ici.

Action. Leur composition indique leur action, et il faut surtout observer l'absence des sels magnésiens qui fatiguent ordinairement les organes digestifs.

Le muriate et le sulfate de chaux y sont absorbans; le muriate et le sulfate de soude laxatifs; le carbonate de fer y est tonique; et le gaz acide carbonique, stiptique. Ces eaux sont donc essentiellement apéritives, et toniques ou martiales.

Mais cette action combinée n'a lieu que lorsqu'on les boit à grande dose; alors les sels calcaires ont une influence certaine sur les voies urinaires, les sels alcalins sur l'estomac, et le carbonate de fer sur toute l'économie animale, ou sur la partie qu'on en abreuve en lotions et en injections. Bue en petite quantité, cette eau devient seulement tonique et antiseptique, le carbonate de fer et le gaz acide carbonique exerçant seuls quelqu'action.

Aussi conviennent-elles dans les coliques néphrétiques, dans les maladies des voies urinaires, et surtout dans le diabetès et le flux gonorrhoïque ancien, dans la chlorose, les fièvres intermittentes, les vices de menstruation, les leucorrhées, les affections cutanées, et dans toutes les maladies atoniques où il reste cependant encore de l'irritabilité.

C'est cette dernière considération qui rend souvent nécessaire leur boisson pendant l'administration des bains et des douches d'eau thermale; c'est elle qui, par fois, en indique le mélange fait pour chaque verre sous les yeux du malade qui va le prendre. Elles deviennent alors très-incisives; elles ralentissent le passage de la boisson, et sont par leur action sur l'estomac et sur tout le système lymphatique, laxatives et diaphorétiques. L'observation prouve chaque jour le succès de cette méthode, et il est une maladie souvent l'écueil de la médecine, les coliques bilieuses avec paralysie des extrémités supérieures, où la guérison, presque certaine ici, est due en partie à ce traitement. La boisson des eaux de la fontaine de Jonas et des eaux thermales à partie égale et augmentée jusqu'à 7 à 8 verres le matin avant le bain ou la douche, procure une fonte générale, et agit avec autant d'efficacité sur les organes digestifs, que les autres (les bains et les douches) sur la peau et le système muqueux.

La cure de celui qui a découvert cette fontaine prouve son utilité en boisson et en injections dans le canal de l'urètre, dans le flux gonorrhoïque dépendant d'une atonie locale.

Leur usage en lotions est constamment heureux dans les leucorrhées : je conseille cette eau à la plupart de mes malades, comme boisson habituelle pendant les chaleurs de l'été ; et les habitans qui ont appris de l'expérience sa salubrité, vont tous en puiser à cette époque de l'année.

La source d'eau ferrugineuse, saline et gazeuse, de Bourbon l'Archambault ou de la fontaine de Jonas, est donc précieuse à cette ville, et offre au médecin, aux malades et aux habitans de grands avantages.

ARTICLE TROISIÈME.

Eaux acidules ferrugineuses de Saint-Pardoux.

ÉTAT PHYSIQUE.

CHAPITRE PREMIER.

Les eaux de Saint-Pardoux ont leur source dans un hameau de ce nom, à 3 lieues sud-est de Bourbon-l'Archambault (103). Elles surgissent en bouillonnant dans un petit réservoir formant un carré long d'environ six pieds sur trois de large , et viennent du sud-est. Si l'on suit cette direction , on voit de distance en distance jaillir quelques filets d'eau absolument semblables. — *Origine.*

Cette source est assez abondante, et peut fournir environ 200 pintes (litres) par heure, ou 4800 en 24 heures ; ce qui suffit à son usage. Lorsqu'on cherche à vider entièrement son bassin , dont la profondeur est de 7 à 8 pieds, quelque célérité qu'on y apporte, on ne peut mettre le fond à sec. — *Volume.*

Ces eaux pétillent sans cesse et causent un bruit quelquefois assez fort, qui n'est qu'un dégagement de gaz augmentant avec le froid et l'humidité , et formant à leur surface des bulles. On y voit aussi une vapeur légère, lorsque le temps est brumeux ou que le thermomètre redescend à o. — *Propriétés physiques.* 1. Pétillement

---

(103) Le pays est montueux , très-boisé , abonde en gypse et en quartz , est environné de mines de charbon de terre et de fer, dont une très-importante, celle de Saint-Jean-de-Bouys, n'en est éloignée que de 3 lieues (1. 333 millimètres.)

2. Couleur. Leur couleur est celle de l'eau distillée quand l'atmosphère est pure ; elle se trouble et devient jaunâtre pendant les orages et l'extrême sécheresse. Sans doute leur cours augmenté dans le premier cas et ralenti dans le second, donne lieu au détachement du dépôt qu'elles font toujours, et peut-être aussi au mélange des terres voisines. Conservées dans des bouteilles bien bouchées et placées dans un lieu sec, elles ne perdent pas leur limpidité, ne déposent rien ; au contraire, débouchées ou mises par terre dans un lieu froid et humide, elles offrent des particules jaunes qui se précipitent, et ressemblent alors, pour toutes les qualités physiques et chimiques à de l'eau distillée.

3. Saveur. Leur saveur est piquante et aigrelette ; elles laissent dans la bouche un goût vineux et martial. Mêlées au vin, elles flattent le palais, en l'aiguisant.

Elles sont très-susceptibles d'exportation (104), et de tous les pays voisins, on va en chercher ; mais leur action est bien plus sûre lorsqu'on vient les boire à Bourbon-l'Archambault, où, chaque jour, on en a de nouvelle, puisée quelques heures seulement avant qu'on en fasse usage.

Il est des personnes qui vont à Saint-Pardoux même ; mais ce hameau n'offrant ni logement ni ressources médicales ou domestiques, l'indigence seule est conduite par l'espoir et soutenue par l'habitude d'un mauvais régime.

4. Température. Le thermomètre plongé dans le réservoir de ces

---

(204) Pour en faire venir, il faut s'adresser au chef des baigneurs à Bourbon-l'Archambault. Lorsqu'on vient en chercher, c'est à Saint-Pardoux qu'on doit aller, et l'on y trouve un préposé.

eaux m'a offert 5.°, et il en marquoit 18 à l'ombre. Il s'élevait à 6 lorsqu'à l'ombre il descendoit à o.

Elles sont donc plus fraîches l'été, plus chaudes l'hiver, et ce contraste est d'autant plus frappant que nos sensations sont relatives à la température qui nous environne.

Le dégagement du gaz acide carbonique et la diffusion de son calorique, expliquent ce phénomène, et font concevoir pourquoi elles ne gèlent jamais.

Leur pesanteur spécifique est à-peu-près celle de l'eau distillée ; cependant elles sont plus légères lorsqu'elles ont déposé.   5. Pesanteur.

Leur dépôt recouvre leur bassin ; mais il est si peu abondant qu'on a beaucoup de peine à le recueillir ; sa couleur jaune fait assez soupçonner que c'est un carbonate de fer.   6. Dépôts.

On ne voit presque jamais de conferve dans le réservoir.

SECONDE PARTIE.

ÉTAT CHIMIQUE.

CHAPITRE II.

I.

Essai par la distillation.

Le gaz que dégagent les eaux de Saint-Pardoux, recueilli à la source dans une cloche, a éteint une bougie allumée et rougi la teinture de tournesol.

J'ai versé de l'eau de chaux sur une pinte

d'eau de Saint-Pardoux, jusqu'à ce qu'elle ne se troublât plus, et j'ai eu un précipité de 48 grains; il y a donc 19 grains $\frac{1}{2}$ d'acide carbonique dans chaque pinte, et peut-être un peu plus à cause de l'absence des sels magnésiens qui va être démontrée.

I I.

Essai par les réactifs.

Versés sur les eaux de Saint-Pardoux :

La teinture de tournesol	les rougit, et elles prennent une couleur vineuse foncée.
L'eau de chaux	les blanchit, les trouble, et forme, si on en ajoute beaucoup, un précipité de carbonate de chaux.
Le sirop de violette	o.
La potasse caustique	o.
Le gaz ammoniac	o.
Le nitrate d'argent	o.
L'oxalate d'ammoniaque	o.
Le muriate de Baryte	o.
L'acétite de plomb	o.
L'alcohol gallique	o. ou une couleur orange, qui est la sienne.
L'acide sulfurique	dégage des bulles.
Le prussiate de chaux	les colore foiblement seul, mais leur donne une couleur bleue par l'addition de l'acide muriatique
Le prussiate de potasse	leur donne une couleur vert de mer qui devient bleue, si on ajoute quelques gouttes d'acide nitrique.

L'action de ces réactifs ayant été nulle pour pres- Inductions.
que tous, et n'ayant eu lieu que pour la teinture
de tournesol, l'eau de chaux, l'acide sulfurique et
les prussiates de chaux et de potasse, stimulés par
l'addition des acides muriatique et nitrique, j'en ai
conclu qu'il n'existoit dans ces eaux que du gaz
acide carbonique démontré par les premières de ces
substances, et une très-petite quantité de fer à l'état
d'oxide noir, et qui, en s'unissant au même acide,
formoit un carbonate.

I I.

Essai par l'évaporation.

J'ai fait évaporer 30 pintes d'eau de Saint-Pardoux au bain de sable, en terminant l'opération
dans une capsule de porcelaine ; j'en ai fait évaporer autant sur le feu d'abord, et ensuite au bain
de sable dans une capsule semblable, et j'ai obtenu
dans chacune de ces opérations un résidu de 40 grains.

La liqueur est restée claire et limpide au commen- Phénomènes
cement ; il s'élevoit à la surface des bulles qui ve- de
noient s'y dissiper ; vers le milieu de l'évaporation, l'évaporation
il s'est détaché des parcelles noires très-légères ; et
vers la fin, la liqueur s'est colorée en jaune, et son
résidu, précipité au fond, a pris la forme d'une
touffe de gazon rasé.

Traité par l'alcohol, l'eau distillée, froide et bouil- Traitement
lante, l'acide acéteux, il n'a pas perdu son poids, du résidu par
et je me suis convaincu de nouveau qu'il n'y existoit l'alcohol,
ni sels muriatiques, ni sels sulfuriques, ni alcalis ni l'eau
terres. distillée,
et l'acide
acéteux.

L'acide muriatique versé sur le résidu a fait effer- Traitement
vescence, et en a opéré la dissolution complète. Je du résidu
l'ai affoibli, je l'ai fait digérer, en y introduisant le par l'acide
prussiate de potasse, j'ai coloré le tout en bleu de muriatique
et le prussiate
de potasse.

Prusse, et quelques gouttes d'acide nitrique m'ont procuré sur le champ un précipité bleu foncé, pendant que la liqueur s'éclaircissoit. J'ai filtré, séché, pesé et reconnu, supputation faite de l'acide prussique mélangé ici, que ces eaux contenoient 40 grains de carbonate de fer dans les 30 pintes évaporées, ou 1 grain $\frac{1}{3}$ par pinte.

Traitement par le prussiate de potasse et l'acide nitrique. J'ai versé sur un flacon contenant 3 pintes d'eau de Saint-Pardoux du prussiate de potasse, et la liqueur est devenue vert de mer; j'ai ajouté un peu d'acide nitrique, et elle est devenue d'un bleu de Prusse très-beau, s'est éclaircie peu-à-peu, et m'a offert un précipité de prussiate de fer pesant 9 grains, qui, d'après les proportions établies par Proust, Cadet et Salverte, c'est-à-dire 55 $\frac{5}{9}$ d'acide prussique, et 44 $\frac{4}{9}$ d'oxide de fer pour 100 parties ou de 5 à 4, contenoient :

    1. Acide prussique...... 5 grains.
    2. Oxide de fer noir..... 4 grains.

Il y avait donc dans chaque pinte (litre) 3 grains de prussiate de fer ou

    1. Acide prussique...... 1 grain $\frac{2}{3}$.
    2. Oxide de fer noir.... 1 grain $\frac{1}{3}$.

J'ai essayé de même plusieurs bouteilles de ces eaux débouchées et exposées quelques jours au froid et à l'humidité, j'y ai toujours trouvé un précipité de carbonate de fer peu attirable à l'aimant, et, le devenant davantage par la réduction au feu; une petite quantité de ce métal suspendu dans la liqueur et peu de gaz acide carbonique en comparaison de ce qu'il y en existe ordinairement, lorsqu'on vient de les puiser ou qu'on les a conservées avec soin.

Traitement du dépôt de ces eaux. L'acide sulfurique et l'acide nitrique versés sur le dépôt jaunâtre qui se fait dans le réservoir; il y a eu effervescence et dégagement de gaz acide carbonique.

L'eau de chaux, l'eau distillée froide et chaude, le muriate de Baryte et l'acide oxalique n'ont eu aucune action sur lui. L'acide muriatique en a opéré la dissolution complète avec effervescence. Le prussiate de potasse s'est coloré en bleu de Prusse, et en se clarifiant a précipité du prussiate de fer.

Ainsi 30 pintes d'eau de Saint-Pardoux filtrée, pour lui enlever les substances étrangères , comme les débris des végétaux, ne contiennent que 40 grains de principes fixe, et ce principe unique est un carbonate de fer. En y ajoutant le gaz acide carbonique, principe volatil , et réduisant le tout à la quantité contenue dans une pinte (un litre),

Inductions et conclusions.

Précis de l'analyse chimique.

On trouve :
- Gaz acide carbonique libre.... 19 grains ½ (1,036 millig.)
- Oxide de fer noir à l'état de carbonate......... 1 grain ⅔ (71 millig.)

Sans doute l'absence de la magnésie et son poids non déduit dans l'opération par l'eau de chaux et la distillation, supplée à la quantité d'acide carbonique qui, en s'unissant à l'oxide de fer, en fait un carbonate. L'action du prussiate de potasse qui ne teint en bleu que par l'addition de l'acide nitrique , suffit aussi pour prouver que le fer est à l'état d'oxide noir.

Les eaux de Saint-Pardoux méritent donc une place distinguée dans la matière médicale, leur simplicité et l'abondance de leur gaz les faisant différer des autres eaux acidules ferrugineuses (105).

____

(105) Il est une source voisine de celle de Saint-Pardoux, qui a beaucoup d'analogie avec elle, et seroit très-précieuse,

TROISIÈME PARTIE.

ÉTAT MÉDICAL.

CHAPITRE III.

On ne prend ces eaux qu'en boisson, en gargarisme et en lotions; mais leur usage suffit pour opérer des cures étonnantes.

quoique moins salutaire, si elle en étoit plus éloignée : je veux parler de la source de la Fomford.

Elle se trouve dans une prairie particulière qui dépendoit autrefois de la terre de la Trolière, à un grand quart de lieue sud-est de Saint-Pardoux, et ne sert qu'à la boisson des habitans des maisons voisines.

Elle est toujours claire et limpide, un peu plus légère que celle de Saint-Pardoux; et, comme elle, ne gèle jamais, paroît tiède l'hiver et fraîche l'été. La saveur de ses eaux est à-peu-près la même. Cependant celles de la source de la Fomford sont quelquefois moins aigrelettes, et paroissent alors fades et nauséabondes comme l'eau croupissante; d'autres fois au contraire elles sont très-piquantes, ce qui, sans doute, a donné lieu à leur nom, et dépend de ce qu'elles sont moins abondantes et moins gazeuses que celles de Saint-Pardoux. On voit dans leur réservoir un dépôt jaunâtre assez rare, et l'espèce de conferve appelée bulleuse.

L'action des réactifs versés sur les eaux de ces deux sources, est à-peu-près la même : j'ai seulement remarqué que celles de la Fomford se coloroient en un rouge plus clair, par l'addition de la teinture de tournesol; et en un bleu moins foncé, par le prussiate de potasse aidé de l'acide nitrique.

L'eau de chaux versée sur une pinte (litre) de ces eaux

Ceux que leur état cacochime ou leurs occupations
empêchent de voyager, en font venir ; et presque tous

---

jusqu'à ce qu'elle ne se troublât plus, a laissé sur le filtre
bien séché un précipité de 32 grains, dont les $\frac{19}{32}$ ôtés, il est
resté 13 grains d'acide carbonique pour la quantité de gaz
contenue ici. L'évaporation de 30 pintes (litres) m'a donné
un résidu de 22 grains $\frac{1}{2}$.

Ce résidu sorti intact de l'alcohol , de l'eau froide et
chaude distillée , et de l'acide acéteux , s'est dissous dans
l'acide muriatique ; et traité par le prussiate de potasse, aidé
de l'acide nitrique, s'est coloré en bleu-de-prusse , et a
formé un précipité de prussiate de fer pesant 50 grains $\frac{3}{4}$,
dont :

  Acide prussique........... 28 grains $\frac{1}{4}$.
  Oxd ede fer noir......... 22. $\frac{1}{2}$.

J'ai versé du prussiate de potasse sur 3 pintes (litres) de
cette eau, et j'ai eu un précipité de prussiate de fer du
poids de 6 grains $\frac{3}{40}$, qui, calculée d'après les proportions
reçues, contenoient :

  Acide prussique............ 2 grains $\frac{33}{40}$.
  Oxide de fer noir.......... 2. $\frac{3}{4}$.

Ainsi , chaque pinte (litre) d'eau de la Fomford , contient,

  Gaz acide carbonique...... 13 grains. (0,676 millig.)
  Oxide de fer noir......... $_3$ de gr.   (0, 39 millig.)

L'eau de Saint-Pardoux lui est donc supérieure et presque toujours préférable ; il est cependant quelques cas où
celle-ci peut s'employer, et c'est une ressource pour le pays
qui la possède.

On lira sans doute ici avec intérêt le précis de l'analyse
chimique des eaux qui ressemblent le plus à celles de Saint-
Pardoux , et qui jouissent d'une réputation plus étendue et,
moins méritée : la voici, extraite des œuvres de Bergmann.

1. Eaux de *Seltz* : gaz acide carbonique libre, carbonates
de chaux, de magnésie et de soude, muriate de soude.

les autres se rendent à Bourbon-l'Archambault, où ils en ont chaque jour de nouvelle, puisée avec précaution.

1. Adminis-tration.

On en boit depuis un verre jusqu'à 7 à 8 pintes (litres) par jour, et la dose ordinaire est d'une ou deux le matin à jeun, et d'autant aux repas, mêlées avec du vin (106).

2. Action.

Leur action est aussi astringente et détersive qu'anti-septique ; car quoi de plus propre à remplir ces indications , que le gaz acide carbonique libre avec excès , et le carbonate de fer , lorsqu'ils ne sont neutralisés par aucun mélange terreux ou alcalin. Le médecin ne peut s'empêcher d'admirer les ressources de la nature, pour tout varier, en voyant un liquide chargé de substances aussi simples , et qui lui fournit d'aussi grands moyens de guérison. Rien de plus facile en effet que de suspendre dans de l'eau distillée 1 grain $\frac{1}{3}$ d'oxide de fer noir, et d'y introduire 19 grains $\frac{1}{2}$ de gaz acide carbonique ; mais que l'on compare les résultats de cette imitation artificielle avec son modèle, et on en verra la différence. Comment imiter cette saveur aigrelette et piquante que je ne saurois définir ? Comment composer une substance aussi simple et aussi utile ?

On emploie beaucoup d'eau de Seltz en Allemagne et dans le nord de l'Europe. On en transporte en France, et cependant son analyse prouve

2. Eaux de *Spa* : gaz acide carbonique libre , carbonate de chaux, de magnésie et de fer , muriate de soude.

3. Eaux de *Pyrmont* : gaz acide carbonique, carbonates de chaux, de magnésie et de fer , muriate de soude.

(106) Il faut avoir l'attention , lorsqu'on emploie ces eaux en boisson ou en gargarismes , de tenir la bouteille renversée et bien bouchée, dans un vase plein d'eau ordinaire, afin de diminuer la perte du gaz acide carbonique.

qu'elle contient bien moins de gaz acide carbonique
que celle de Saint-Pardoux, et point de carbonate
de fer comme elle, mais à sa place des sels tels que
des carbonates de chaux, de magnésie, de soude,
et du muriate de soude ; substances qui nuisent à
l'action tonique et anti-septique qu'on en attend :
la source de Saint-Pardoux leur est donc bien préférable pour l'usage médical. Elle est encore plus
indiquée comme boisson habituelle aux repas, car
rien ne favorise plus qu'elle la digestion, tandis que,
comme on le sait, les sels calcaires et magnésiens
de l'eau de Seltz la contrarient. Elle n'a donc besoin que d'être connue davantage pour être plus
appréciée, et bientôt peut-être on en servira sur la
table des gens riches, comme on y sert en Angleterre celle de Seltz, qui est et moins agréable et
moins utile.

La comparaison de ces eaux à celles de Spa offre
à-peu-près les mêmes résultats : plus grande quantité de gaz acide carbonique et de carbonate de fer,
absence des sels magnésiens et calcaires qui en diminuent les effets : aussi je regarde les eaux acidules
ferrugineuses de Saint-Pardoux comme une des sources de ce genre les plus précieuses à la médecine, et
surtout à la plupart des malades qui viennent prendre les bains et les douches thermales de Bourbon-
l'Archambault.

C'est un remède éminemment tonique, détersif,   Effets.
et anti-septique : or, deux affections graves l'exigent
impérieusement, la scrophuleuse et la scorbutique,
et dans l'une et l'autre on a recours aux bains et
aux douches de Bourbon. Quel fruit ne retire-t-on
pas alors de l'usage combiné de deux sources aussi
différentes, et administrées l'une intérieurement, l'autre à l'extérieur. Le plus grand succès suit toujours

ce traitement, et parmi une foule d'observations qui l'attestent, j'en citerai une remarquable.

Observ. 59. J. de Moulins, âgé de 13 ans, d'un tempérament phlegmatique, venoit d'éprouver plusieurs accès d'une fièvre intermittente gastrique, qui, en compliquant le vice scrophuleux dont il étoit attaqué, avoit donné lieu à une atonie, à une leucophlegmatie générale, à la paralysie de la langue, et à celle des extrémités. Lorsqu'il se rendit à Bourbon-l'Archambault, une indolence extrême, des douleurs générales, l'engorgement des glandes cervicales et inguinales, une figure cadavereuse et une insomnie habituelle accompagnoient cette maladie, qui, après avoir épuisé les ressources les mieux dirigées de la médecine, vint en chercher une dernière dans les eaux de Bourbon.

Deux indications se présentoient à remplir : détruire la cause de la maladie, et guérir ses accidens qui s'aggravoient tellement de jour en jour, que ce malheureux enfant ne parloit plus, ne pouvoit se servir de ses extrémités, et avoit les parties génitales et la face dans un état d'œdématie et d'infiltration extrêmes.

Je prescrivis les eaux de Saint-Pardoux à la dose d'une à deux pintes (litres) le matin à jeun, et aux repas, mêlées avec du vin; je joignis à cette boisson le matin quelques cuillers de sirop amer anti-scorbutique, mises dans les premiers verres ; je fis prendre des bains tempérés d'eau thermale de Bourbon ; j'ordonnai ces eaux en gargarisme, des frictions sèches et aromatiques sur tout le corps, un régime succulent et tonique. Bientôt le sommeil revint, l'œdématie diminua, les muscles de la langue reprirent leur irritabilité et leur mouvement, la figure se dépouilla de la croute terreuse qui l'enveloppoit, et je crus pouvoir préparer par un minoritif la fonte qui s'annonçoit. Dès le lendemain on commença l'administration de la douche descendante à une chaleur augmentée jusqu'à 45°. Les extrémités reprirent leur force et leur mouvement, la leucophlegmatie se dissipa, l'atrophie parut avoir trouvé un terme, la face se colora, la langue recommença ses fonctions et articula quelques mots.

Ce mieux s'accrut chaque jour, et la cure la plus radicale termina ce traitement, que le froid a forcé de suspendre, lorsque tous les accidens et leurs causes paroissoient à-peu-près détruits.

Ce fait offre l'exemple de l'heureuse combinaison des deux sources acidule ferrugineuse de Saint-Pardoux et thermale de Bourbon-l'Archambault. Qu'est-il besoin d'en citer d'autre pour prouver leur utilité dans les affections scrophuleuses !

L'eau de Saint-Pardoux ne seconde pas moins les eaux thermales dans le scorbut (Voyez pag. 153).

Elle est aussi très-avantageuse seule dans les différens périodes de cette maladie, et dans l'état catarrhal qui la précède. L'asthénie, prédominante alors, et qui prépare la dissolution générale, trouve un remède presque certain dans l'usage habituel de cette boisson, seule ou mélangée avec les anti-scorbutiques et le vin.

Une femme prête à expirer d'une hémorragie nasale, suite d'une affection scorbutique parvenue à son second période, et dont un des principaux caractères étoit des échymoses et des taches pétéchiales répandues sur tout le corps, me fit appeler de concert avec celui qui la traitoit. Le sang coulant toujours, malgré l'usage des réfrigérans et des stiptiques, il fallut tamponner pour calmer cet accident. Les anti-scorbutiques et l'eau de Saint-Pardoux con

Observ. 60.

tinués ensuite pendant quelque temps, ont suffi pour détruire le vice scorbutique et opérer la cure radicale.

Les femmes chez qui l'écoulement périodique cesse de l'être, celles dont la poitrine s'embarrasse, les hommes sujets à des hémorrhoïdes qui ne fluent pas ou qui ont cessé de fluer, prennent toujours ces eaux avec succès. Dans les gonorrhées simples, elles conviennent en boisson, et je les administre en injections dans celles qui sont anciennes, et ne dépendent plus que d'un relâchement et d'une atonie locale.

De toutes les maladies celles où on les emploie le plus souvent et où leur succès est le mieux constaté, ce sont les hydropisies qui suivent les fièvres intermittentes. Leur boisson à haute dose provoque alors des évacuations supérieures et inférieures ; l'estomac, les intestins, les voies urinaires et la peau, deviennent autant d'émonctoires, dont la nature profite pour chasser le liquide retenu, rétablir l'irritabilité, la contractilité, la tonicité, rendre l'absorption égale à l'exhalation et compléter la cure. Parmi mille observations, je choisis la plus connue et la plus intéressante, quoiqu'ancienne.

Observ. 61. M. de Ruzière, militaire distingué, revenoit de la guerre couvert d'honorables blessures cicatrisées et avec une hydropisie générale, suite d'une fièvre intermittente, précédée elle-même par une galle indiscrètement répercutée. La médecine avoit inutilement mis en usage tous les secours ordinaires, et la mort paroissoit devoir terminer des jours encore précieux.

Il arrive à Bourbon, et consulte mon grand-père (107), qui l'engage à boire des eaux de Saint-Pardoux, et à s'exposer nu sur le sable aux rayons

---

(107) M. Loyseau de Brys, docteur en médecine et intendant des eaux de Bourbon-l'Archambault.

du soleil. Il suit ces conseils, et boit jusqu'au point de vomir. Le cours de ses urines augmente ; elles se chargent et déposent, son corps ruisselle, la peau se couvre d'écailles, l'épiderme se renouvelle, les forces anéanties renaissent, et chaque jour amenant une amélioration nouvelle, bientôt M. de Ruzière eut oublié ses maux ; mais il s'est toujours rappelé avec reconnoissance la source salutaire qui les avoit détruits (108).

Veut-on d'autres exemples, qu'on interroge tous les habitans, tous les médecins de ce pays, chacun d'eux en a à citer? En faut-il davantage pour inspirer la plus grande confiance?

Le docteur Daquin avoit fait administrer avec succès la douche descendante des eaux d'Aix (département du Mont-Blanc) dans un cas d'ascite. Les observations précédentes m'ont fait réfléchir sur la sienne, et j'en ai conclu que, comme il étoit nécessaire d'irriter la peau, pour en ouvrir les pores et en augmenter l'action pendant l'usage de la boisson d'eau acidule ferrugineuse, les douches des eaux thermales de Bourbon-l'Archambault devoient parfaitement convenir. J'ai donc imité la conduite de ce savant praticien (voy. page 212), et l'événement a justifié mon attente.

Ainsi les eaux de Saint-Pardoux méritent de fixer l'attention des médecins, et ils doivent les conseiller dans les maladies asthéniques, dans les affections scrophuleuses, scorbutiques et catharrales, dans les fièvres intermittentes, méningo-gastriques et (adéno-méningées). Dans les accidens qui les suivent, comme l'hydropisie, les obstructions, etc. dans les leucorrhées, les gonorrhées anciennes et

---

(108) Il est mort il y a trois ans, âgé de 84.

non-virulentes, dans les vices de menstruation et dans le flux hémorroïdaire supprimé ou retardé.

Je crois que les personnes d'un tempérament phlegmatique ou mélancolique, et celles dont les organes sont affoiblis par des jouissances immodérées, devroient faire de ces eaux leur boisson habituelle.

Puisse-t-on les apprécier et sentir combien elles augmentent, ainsi que l'eau ferrugineuse saline de la fontaine de Jonas, les avantages qu'offre *l'établissement thermal de Bourbon-l'Archambault !*

TABLE.

ARTICLE PREMIER

*Eaux thermales, gazeuses et composées de Bourbon-
l'Archambault.*

SECTION PREMIÈRE.

Administration des eaux.

ARTICLE SECOND.

Eaux ferrugineuses, salines et gazeuses, de la fontaine de Jonas.

ARTICLE TROISIEME.

Eaux acidules ferrugineuses de Saint-Pardoux.

Explication de la Planche.

A. Fontaine d'eau douce, dite des Capucins.

B. Porte par laquelle on entre de la place des Capucins dans l'établissement thermal.

C. Plate-forme séparant l'établissement thermal des
bassins et des puits.

D. Grand bassin.

E. Petit bassin.

F. F. F. Grands puits ou réservoir de la source.

H. Petit puits destiné aux besoins de l'établissement
thermal.

I. Conduite de décharge ou vidange des eaux qui
ont servi aux bains et aux douches.

J. Regard du conduit qui va de la source thermale
à l'hôpital.

K. Piscine de l'hôpital servant aux bains et aux douches des hommes.

L. Egoût qui reçoit les eaux pluviales, les eaux thermales de vidange et les eaux des fontaines de
Jonas et des Capucins.

q. N. Maisons situées sur la place des Capucins et
autour de l'établissement.

o, P. Rues adjacentes.

O. Rampe en pierre conduisant à la promenade dite
des Capucins, et qu'on a rapprochée ici de la fontaine, mais qui en est aussi éloignée que celle-ci
l'est de l'établissement thermal.

r. Aqueduc de fuite définitive des eaux dans les voûtes
de la ville.

R. Plate-forme des grands puits ou du réservoir de la
source.

S. T. Plates-formes du grand et du petit bassin.

U. Premier étage de l'établissement thermal.

V. Escalier.

X. Réservoir de l'eau douce de la fontaine destinée
à se rendre, par des tuyaux en plomb, dans les
cabinets des bains et des douches.

X 1.er Conduits de trop plein du réservoir de la
source.

X 2.e Cabinet de la pompe.

Y. Pompe aspirante et refoulante, à deux corps et
à balancier.

Z. Z. Cuves en pierre cimentées intérieurement et
destinées à recevoir l'eau de la cuvette de la
pompe, pour la porter, par des tuyaux en plomb,
dans les caveaux des douches.

&. Conduit de trop plein du petit puits.

I. II. V. VI. VII. VIII. Cabinets voûtés servant aux
bains et aux douches descendantes.

III. Cabinet voûté servant aux bains et aux douches
descendantes et ascendantes.

IV. Cabinet voûté réunissant le puits de la pompe
ou son réservoir inférieur, une boîte fumigatoire,
et des bains russe et turc.

d. d. Conduite de l'eau thermale du réservoir de la
source aux cabinets des bains et des douches.

e. e. Conduite de l'eau thermale du réservoir de la
source à l'hôpital.

f. Robinet droit en cuivre, faisant communiquer à
volonté les deux cuves de la pompe.

k. k. Conduite de l'eau douce dans les différens cabinets de bains et de douches.

q. q. Conduite de l'eau thermale des deux bassins
dans les cabinets de bains et de douches.

r. r. Puits ou réservoir inférieur de la pompe.

U. U. U. U. Trop pleins du petit bassin.

V. V. V. V Trop pleins du grand bassin.

3. 3. Réservoirs couverts, recevant les deux jets d'eau

douce de la fontaine des Capucins, et communiquant ensemble et avec un tuyau en plomb (7) qui l'amène dans le réservoir X.

4. 4. 4. 4. Tuyaux en plomb se divisant et se subdivisant pour conduire l'eau des cuves de la pompe ou de ses réservoirs supérieurs dans les caveaux des douches.

5. 5. Douche ascendante.

6. 6. Douche fumigatoire.

7. 7. 7. 7. Terrain destiné à construire l'établissement des boues thermales.

8. 8. Conduite de l'eau du petit bassin dans les cabinets de bains et de douches, par une communication qu'on suspend à volonté.

9. 9. Puits destiné aux besoins domestiques des habitans.

10. 11. Robinets qui permettent ou suspendent l'arrivée de l'eau douce des réservoirs de la fontaine (3. 3.) dans celui de l'établissement thermal (X).

Nota. Il existera bientôt une autre douche ascendante dans le caveau n.° 1 ; mais comme sa construction est encore un projet, elle n'a pas été indiquée sur la gravure.

E R R A T A.

Pages 71 et 154, *expiriri*, lisez : *experiri.*
Page 84, de soude et de magnésie, *lisez* : de soude,
  de chaux et de magnésie.
Page 109, urètres, *lisez* : uretères.
Etat chimique des eaux thermales de Bourbon,
  oxide noir de fer, *lisez partout* : oxide de fer noir.

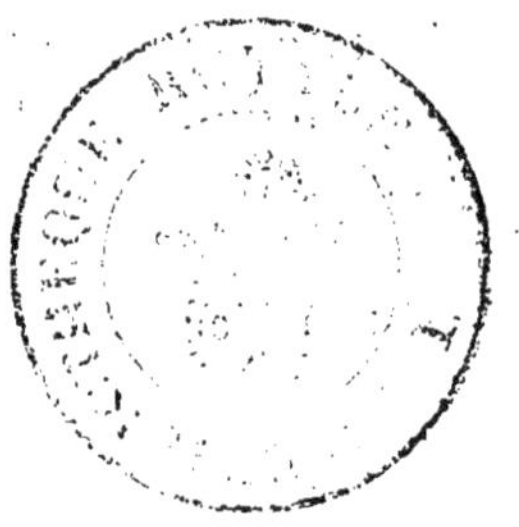

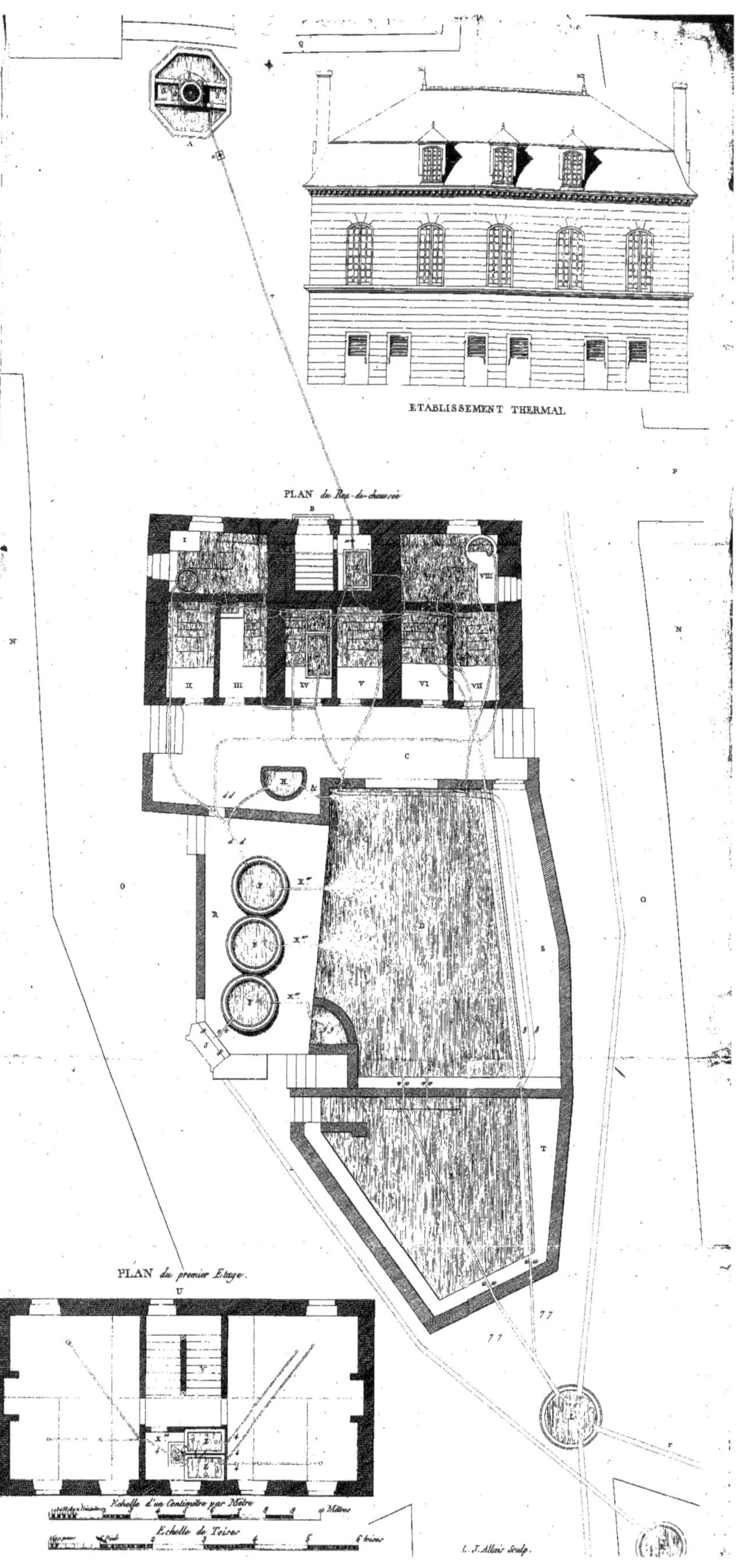
ETABLISSEMENT THERMAL
PLAN du Rez-de-chaussée
PLAN du premier Etage.
Echelle d'un Centimètre par Mètre
Echelle de Toises
L. J. Allais Sculp.

www.ingramcontent.com/pod-product-compliance
Ingram Content Group UK Ltd.
Pitfield, Milton Keynes, MK11 3LW, UK
UKHW021045220726
13924UKWH00005B/2030